小学生

食上无难事

吃饭救星

好好吃饭和好好学习一样重要

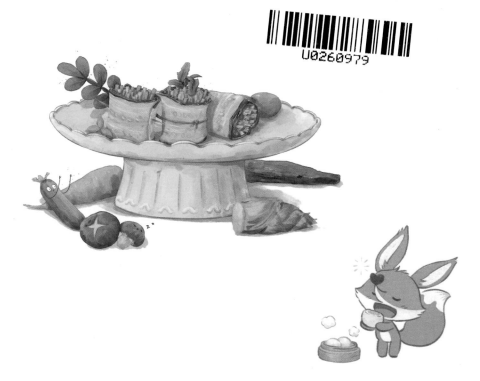

狐说新语　编著

首批全国优秀出版社 ｜ 中国农业出版社

目录

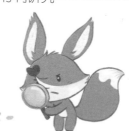

我和爸妈的爱，可以这样表达！

我发现了长高的第 N 种方法！

如何成为优秀的大脑"饲养员"？

为什么我明明肚子很饱，身体却很"饿"？

我再也不用三天两头去医院了！

责怪我挑食前，先翻开这里看看！

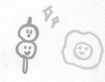
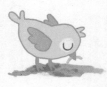
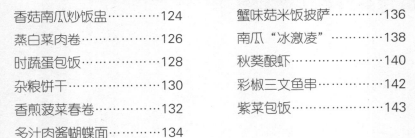

别人感冒要病7天，我为什么3天就好了？

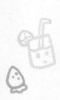

真的存在又省事又好吃的做饭秘籍吗？

路边摊已经彻底吸引不了我了！

能量满满，迎接每一场考试

属于我的健康"快乐水"

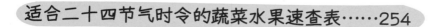

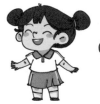

儿童膳食指南金字塔 ≫≫≫≫≫≫≫≫≫≫

6～10 岁学龄儿童平衡膳食宝塔 *

| 盐 | <4g / 天 |
| 油 | 20～25g / 天 |

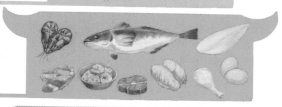

奶及奶制品	300g / 天
大豆	105g / 周
坚果	50g / 周

畜禽肉	40g / 天
水产品	40g / 天
蛋类	25～40g / 天

| 蔬菜类 | 300g / 天 |
| 水果类 | 150～200g / 天 |

谷类	150～200g / 天
（全谷物和杂豆	30～70g / 天）
薯类	25～50g / 天

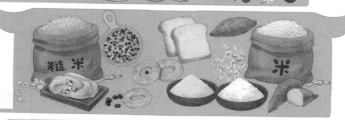

| 水 | 800～1000mL / 天 |

---

* 数据资料来源：《中国居民膳食指南（2022）》

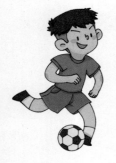

11～13岁学龄儿童平衡膳食宝塔*

| 盐 | <5g / 天 |
| 油 | 25 ～ 30g / 天 |

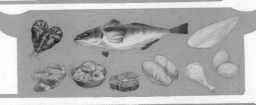

奶及奶制品	300g / 天
大豆	105g / 周
坚果	50 ～ 70g / 周

畜禽肉	50g / 天
水产品	50g / 天
蛋类	40 ～ 50g / 天

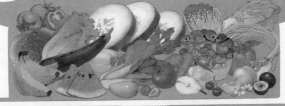

| 蔬菜类 | 400 ～ 450g / 天 |
| 水果类 | 200 ～ 300g / 天 |

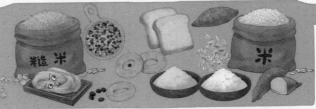

谷类	225 ～ 250g / 天
（全谷物和杂豆	30 ～ 70g / 天）
薯类	25 ～ 50g / 天

| 水 | 1100 ～ 1300mL / 天 |

---

* 数据资料来源：《中国居民膳食指南（2022）》

儿童身体各部位喜欢的营养素 >>>>>>>>>>>>>>

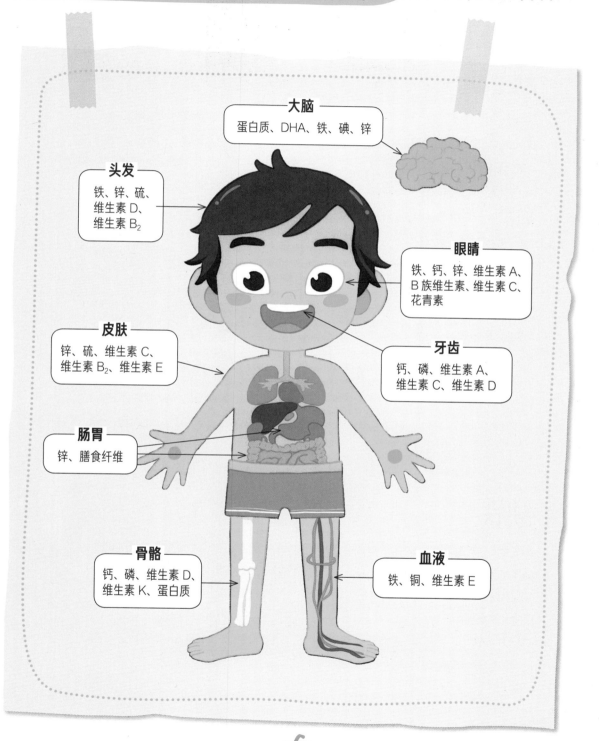

大脑
蛋白质、DHA、铁、碘、锌

头发
铁、锌、硫、
维生素 D、
维生素 B_2

眼睛
铁、钙、锌、维生素 A、
B 族维生素、维生素 C、
花青素

皮肤
锌、硫、维生素 C、
维生素 B_2、维生素 E

牙齿
钙、磷、维生素 A、
维生素 C、维生素 D

肠胃
锌、膳食纤维

骨骼
钙、磷、维生素 D、
维生素 K、蛋白质

血液
铁、铜、维生素 E

缺乏维生素 A

干眼症，眼部干燥。

夜盲症，昏暗环境视力适应性差。

皮肤干燥，起皮、脱屑及瘙痒等。

指甲没有光泽。

毛发干枯，容易脱落。

缺乏 B 族维生素

缺维生素 B_1：容易疲乏、食欲不振、脚气病。

缺维生素 B_2：口腔溃疡、口角炎、痤疮等。

缺维生素 B_6：贫血、情绪低落、失眠、皮肤炎症等。

缺维生素 B_{12}：反应迟钝、记忆力衰退等。

缺乏维生素 C

易贫血，面色苍白。

易出血，牙龈肿胀。

免疫力下降。

骨质疏松或者长不高。

关节疼痛、肿胀。

缺钙

肌肉酸痛，腿脚抽筋。

失眠困倦，容易惊醒，易出虚汗。

牙齿参差不齐、松动脱落。

关节易响，骨质疏松，骨头变脆易骨折。

骨骼发育异常，如鸡胸、X 形腿等。

缺铁

脸色苍白，嘴唇没有血色。

头发枯黄，没有光泽。

手脚经常冰凉。

注意力不集中。

记忆力下降。

缺锌

挑食、厌食，出现异食行为，如爱啃指甲。

生长发育缓慢，身高比同龄人低。

经常感冒发烧，反复发生呼吸道感染。

指甲出现白斑，手指长倒刺。

多动、反应慢、注意力不集中、视力下降。

常用烹饪方法 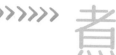 >>>>>>

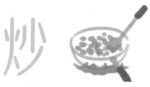

炒

这种烹饪方法因火候旺、加热时间短，使食材保留了脆嫩口感。但要注意，炒的时候要求火旺、油热、操作迅速。

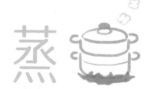

蒸

蒸是利用蒸汽使食材制熟的一种健康的烹饪方法。蒸出的菜品形状完整，质地细嫩，且营养成分不受破坏。

炖

炖和煮相似，但炖的时间更长，要将食材炖至烂熟，使水分及汤汁充分渗透，食材软烂入味。

 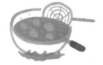

炸

将食材放入油中加热至熟。食物水分含量低，口感酥脆，外焦里嫩。注意油炸时油温不宜过高，防止焦煳。

煮

锅中加入汤汁或清水以及各种食材煮熟。食物以鲜香为主，鲜嫩多汁。煮的时候要注意火候和时间，防止食材过度软散。

烤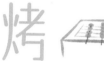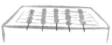

用明火、暗火等产生的热辐射烘烤食材，经烘烤后，食材表层水分蒸发，凝成一层脆皮，外脆里嫩，别有风味。

煎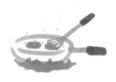

将少量的油刷锅底，用热油制熟食材。煎的时候要晃动锅子或翻动食材，使食材受热均匀。

拌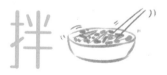

把处理成丝、丁、片、块、条等形状的食材加上调味品搅拌均匀，使食物鲜嫩柔脆、清利爽口。

卤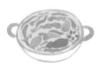

把卤汁放入食材中，然后加热。卤汁的香鲜味可以渗入食材的内部，色泽美观，香味浓郁。

调料介绍 >>>>>>>>>>>>>>>>>>>>>>>>>>>>>>>>>>>>>

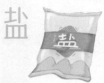

	盐	味精	鸡精
特点	咸	鲜咸	鸡肉的鲜味
外形	白色粉末	白色结晶	淡黄色颗粒
作用	突出咸味、增鲜	增鲜	增鲜
用途	烹饪基础用料	烹饪常规用料	烹饪常规用料
其他	每天吃多少盐都有一定的标准（参考 P001、P002）	味精和盐是黄金搭档	鸡精其实就是味精加上其他添加剂混合而成的

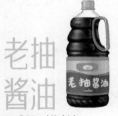

	老抽酱油	生抽酱油	蒸鱼豉油
特点	口感厚、鲜味淡	味道偏咸、鲜味足	味道鲜甜
外形	棕褐色、有光泽液体	红褐色液体	棕褐色液体
作用	给食物上色	提味、增鲜	去腥解腻
用途	红烧、焖煮、卤味	凉拌、炒	蒸水产品、凉拌
其他	老抽酱油的经典产品是草菇老抽，在烹饪界广受欢迎	买生抽时，要看外包装上的标识，标"佐餐用"的可以凉拌，标"烹调用"的可以炒菜	蒸鱼豉油是粤菜里常见的一种配料

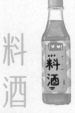 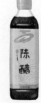

	料酒	陈醋	白醋
特点	有淡淡酒香	很重的酸味	浓烈的酸味
外形	淡黄色液体	浓褐色清亮液体	透明液体
作用	去腥、增香	增鲜、去腥解腻	调味（浅色菜）
用途	烹调荤菜	制作糖醋食物、面食调味	凉拌、热炒
其他	料酒的正确使用方法：在锅里温度最高时，沿着锅边淋入料酒	沾上老陈醋，一口一个大饺子	白醋还是常用的杀菌、防霉的清洁剂

芝麻香油   白糖 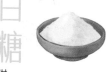   十三香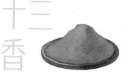

	芝麻香油	白糖	十三香
特点	浓浓的芝麻香味	甜	鲜香浓郁
外形	棕黄色透明油状物	白色晶体	黄棕色粉末
作用	增味、丰富口感	增味、提鲜、调和味道	去腥解腻
用途	炒、凉拌、煲汤	烹饪、蘸汁、烘焙	拌馅、做卤味
其他	香油可以增强食欲，帮助消化；还可以润肠通便，润嗓利咽	如果食物过咸，可以加点糖减轻咸味	十三香是用各种香料磨成粉，混合做成的

香料介绍 >>>>>>>>>>>>>>>>>>>>>

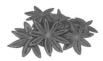

八角　　香叶　　桂皮　　陈皮　　罗汉果

    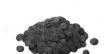

茴香　　孜然　　百里香　　花椒　　胡椒

山柰　　白芷　　肉蔻　　砂仁

你知道调味四君子吗？　是指葱、姜、蒜、花椒 4 种调料。

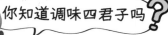

厨房常用厨具介绍 >>>>>>>>>>>>>>>>

炒锅
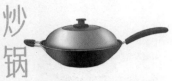
生活中最常使用的烹饪工具，特点是顶部开口大、底圆，主要用于翻炒食材。

汤锅
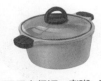
主要用来煲汤、煮粥，和其他锅相比体积更大，能够放下更多食材，而且比较厚实，保温性能好。

煎锅
主要用来煎炸食物，通常采用平底的设计，而且锅沿较浅，因此也叫平底锅。

炖锅
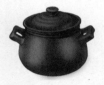
主要用来制作炖肉、炖骨等需要长时间炖煮的食物，具有厚重的底部和盖子，可以很好地保持锅的温度。

锅铲

炒菜时用来翻炒食材的工具，材质有熟铁、不锈钢、铝材等。不同材质的锅铲要搭配相适用的锅具，这样才能不伤锅哟！

切菜刀
适用于比较软的食材，比如给蔬菜和肉类切段、切片、切丝等，适用范围比较广。但不能用来砍剁或者拍打食材，这样容易损坏刀具。

斩骨刀
适用于较硬的食材，比如砍剁鸡、鸭、猪、羊等各种大骨，不适合用来做各种食材的精细加工。

水果刀
适用于切日常的水果，以及一些体积较小的蔬菜、点心等。它一般有不锈钢水果刀和新型陶瓷水果刀两种。

厨房剪
主要用于给鸡鸭剔骨等，多功能厨房剪还有开瓶盖、夹核桃、削皮等功能。

刮皮刀

主要用于去除一些果、蔬的外皮。

刨丝器

主要用于把土豆、胡萝卜、黄瓜等食材刨成片或细丝。

菜板
用来防止切菜时破坏桌子的工具。传统的菜板一般是木质的，现在已经有了塑料、金属等不同材质的菜板。

>>>>>>>>>>>>>>>>>>>>>>>>>>>>>>>>>>>

打蛋器

主要用来将鸡蛋的蛋清和蛋黄打散，或者单独将蛋清和蛋黄打到起泡。

食物模具

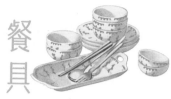

主要用来给食物制作多样的造型，一般用在蛋糕、饼干、月饼、雪糕等甜品的制作上。

餐具

日常家用的餐具一般包括大小不同、形状各异的碗、碟、筷子、勺子、叉子等，这些餐具有不同的功能划分，比如碗有饭碗、汤碗、菜碗等，勺有饭勺、汤勺等。

小提示

汤匙和茶匙是有区别的哟，汤匙较大，一般 1 汤匙相当于 15mL；而茶匙较小，一般 1 茶匙相当于 5mL。

现代化烹饪电器介绍 >>>>>>>>>>>>>>>>>>>>

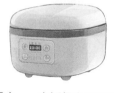

电饭煲

家庭必备厨具之一。电饭煲主要用于煮粥、焖米饭。随着时代发展，电饭煲设计得更加智能化、人性化。不仅可以预约时间，还具备做蛋糕、煲汤等其他功能。

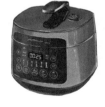

电压力锅

专治各种"硬骨头"的汤锅。它是集高压锅和电饭锅的优点于一身的厨房家电。它比高压锅要安全，比电饭锅效率高、升温快。

注意：在使用电压力锅时，一定要认真检查排气孔是否畅通。

空气炸锅

空气炸锅是一种可以用空气"油炸"食物的厨房神器。它主要是利用空气替代煎炸食物的热油，让食物变熟。同时热空气还吹走了食物表层的水分，使食材达到近似油炸的效果。

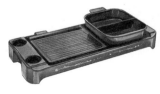

多功能电烤盘

多功能的烧烤神器。它不仅可以用来烧烤、煮火锅，还可以用来煎牛排、炒饭等。另外，电烤盘采用电热元件加热，无油烟和明火，环保又安全。

微波炉

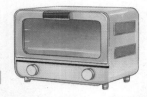

一个利用微波加热的厨房家电。微波炉能够均匀地加热食物，保证食物的营养和口感不会因为加热而受损。

烤箱

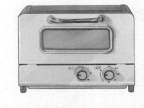

我们可以用烤箱烘焙美味的食物，比如蛋糕、饼干、面包。在使用烤箱时，周围一定要留出足够的空间，否则会影响烤箱散热。

注意：在烘烤任何食物前，都需要先预热烤箱。

破壁机

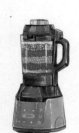

打破细胞壁的料理机。它是集做豆浆、榨汁、做米糊、做鱼汤、做冰淇淋、做冰沙等多种功能于一身的厨房家电。

咖啡机

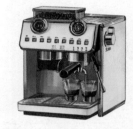

咖啡机是通过热水冲泡咖啡粉制作咖啡的小型家电设备。它为人们提供了快捷、方便的享受咖啡的方式。

▲▽▲▽▲▲▽▲▽▲▽ 空气炸锅食谱 ▲▽▲▽▲▽▲▽▲▽

苹果脆片

苹果不削皮，切薄片（越薄越好），盐水泡10分钟。苹果片下铺一层油纸，125℃烤30分钟后翻动一下，110℃再烤15分钟即可。如果还发软，可适当延长时间。

香蕉吐司

香蕉切片，黄油提前隔水熔化；吐司上刷一层蛋液，再铺上香蕉片，再刷一层黄油。放入空气炸锅180℃烤5分钟，刷上一层蜂蜜，再烤4～5分钟即可。

烤平菇

平菇洗净撕成小块，撒盐揉搓腌去水分，3分钟后清水洗净攥干。根据口味撒烧烤料，加1勺食用油搅拌均匀。放入空气炸锅180℃烤15分钟后取出翻面，再烤5分钟即可。

蜜汁鸡翅

鸡翅洗净，两面划几刀，加入姜片、2勺料酒、2勺生抽、1勺香油、2勺蜂蜜，搅拌均匀后腌制30分钟。放入空气炸锅180℃烤10分钟，翻面再烤10分钟即可。

烤肉和时蔬

虾仁加料酒和黑胡椒粉腌制15分钟。鸡胸肉切块加生抽、料酒、黑胡椒、少许盐拌匀，腌制30分钟。时蔬洗净切块，加2勺橄榄油、半勺黑胡椒粉和少许盐拌匀。一起放入空气炸锅180℃烤20分钟即可。

烤薯角

土豆去皮，切滚刀块放入保鲜袋，加2勺花生油、1勺辣椒粉，少许盐、黑胡椒粉；握紧袋口摇晃均匀。放入空气炸锅200℃烤10分钟，翻个面继续200℃烤10分钟即可。

冰箱储存有讲究 >>>>>>>>>>>>>>>>>>>

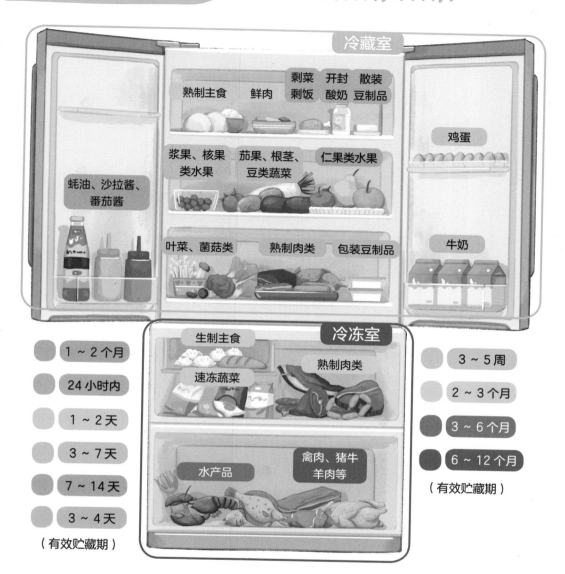

冷藏室

熟制主食　鲜肉　剩菜剩饭　开封酸奶　散装豆制品

浆果、核果类水果　茄果、根茎、豆类蔬菜　仁果类水果

蚝油、沙拉酱、番茄酱

叶菜、菌菇类　熟制肉类　包装豆制品

鸡蛋

牛奶

冷冻室

生制主食　熟制肉类

速冻蔬菜

水产品　禽肉、猪牛羊肉等

1 ~ 2 个月

24 小时内

1 ~ 2 天

3 ~ 7 天

7 ~ 14 天

3 ~ 4 天

（有效贮藏期）

3 ~ 5 周

2 ~ 3 个月

3 ~ 6 个月

6 ~ 12 个月

（有效贮藏期）

不适合"居住"在冷藏室里的食物

香蕉、芒果、榴莲、荔枝、桂圆、猕猴桃
黄瓜、冬瓜、土豆、红薯、青椒、西葫芦
蜂蜜、面包、吐司、茶叶、咖啡、奶粉

冰箱最佳锁鲜温度

冷藏室：温度设定在 1~7℃，能有效保存食物的新鲜度

冷冻室：温度设定在 −25~−17℃，能长期保存食物

变温室：调温范围在 −25~7℃，能根据需要设定合适的温度，有效利用空间

我和爸妈的爱，
可以这样表达！

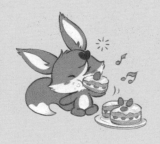

和爸爸妈妈一起出去玩，好开心！

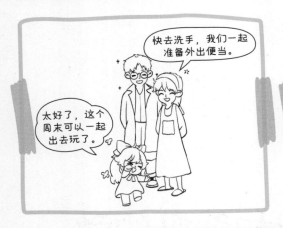

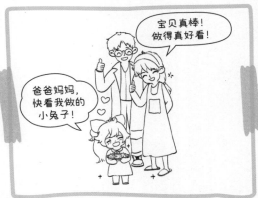

要出去玩啦，我可以给自己准备便当

小兔子可爱便当

难易程度：★☆☆☆☆
营养价值：★★★☆☆

蛋白质　维生素 A　维生素 C　膳食纤维

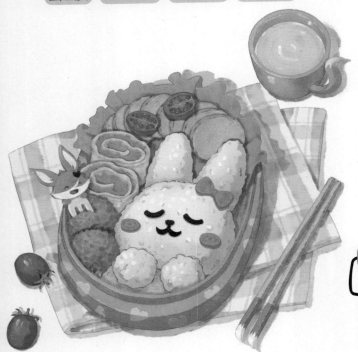

主料

米饭 100g　土豆 1 个　生菜 1 片

鸡蛋 1 个　西蓝花 适量　圣女果 适量

配料

盐 少许　胡椒粉 5g　海苔 适量

圣女果和番茄哪个更有营养？

维生素 C 含量：1 个圣女果 ≈ 2 个普通番茄

维生素 A 含量：普通番茄 > 圣女果

【开始做饭啦】

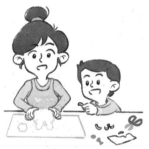

1 米饭捏成小白兔的样子，用海苔做出眼睛和嘴巴。

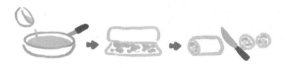

2 鸡蛋打散，煎成蛋饼，放入生菜，卷起来切成小段。

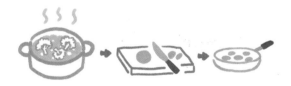

3 西蓝花洗净焯熟；土豆洗净切块，加盐煎熟。

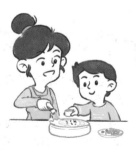

4 把蛋卷、西蓝花、土豆、圣女果、米饭一起摆盘装盒，撒上胡椒粉即可。

015

· 生菜小知识 ·

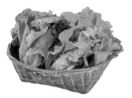

　　生菜里面有一种莴苣素，莴苣素味道苦苦的，虫子们都不爱吃，所以生菜上很少有虫害。莴苣素还有一点点"毒性"，可以杀掉细菌，但是人吃了有莴苣素的生菜，不仅不会中毒，胃口还会变得更好。

便当的一天

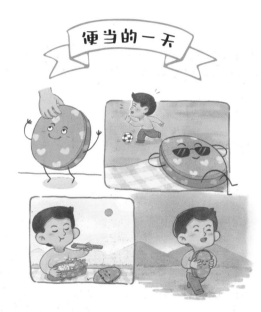

每日健康打卡

控糖		蛋白质摄入	
控油		维生素摄入	
控盐		微量元素摄入	

吃
鲍汁蒸
双花
P174

当孩子主动提出帮忙做饭时……

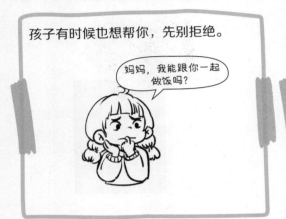

孩子有时候也想帮你，先别拒绝。

> 妈妈，我能跟你一起做饭吗？

或许可以这样说："你能帮忙真是太好了，可以帮我摆上你爱的坚果吗？"

> 做饭真好玩，明天还要帮妈妈做饭！

同学们都说做饭很难，可我觉得很有趣

黄金发糕

难易程度：★★☆☆☆
营养价值：★★★★☆

蛋白质　氨基酸　钙　铁　锌

材料

> 我体内含有丰富的蛋白质和微量元素！

南瓜 300g

坚果、红枣 15g

枸杞 10g

面粉 220g

酵母粉 3g

麦芽糖 15g

食用油 适量

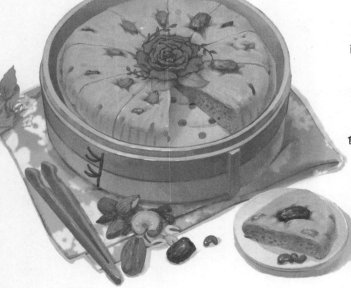

这样做更方便！

和面时，要根据南瓜的含水量来调整清水的用量。

蒸好的发糕切小块，放冰箱冷冻保存，吃的时候蒸 5 ~ 8 分钟即可。

【开始做饭啦】- - - - - - - - - - - - - - - - - -

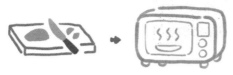

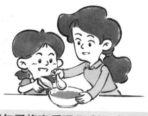

1 南瓜去皮，切成小块，微波炉高火加热 8 分钟。

2 用勺子将南瓜碾压成泥，加入麦芽糖、酵母粉和面粉。

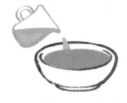

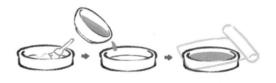

3 碗内少量多次加入清水，将南瓜泥调成湿软的面糊。

4 模具中刷一层油，将面糊倒入模具，盖上保鲜膜，室温下发酵至两倍大。

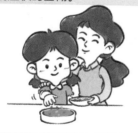

5 将枸杞与坚果、红枣均匀按压在面糊表面。

6 将模具放入蒸锅，上汽后转中小火蒸 20 分钟，关火后再焖 5 分钟即可。

多种坚果任你选

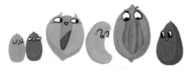

松子：含丰富的维生素 E，可保护细胞免受损伤。
开心果：含丰富的钾、钙、磷等元素，保护大脑神经。
腰果：含多种维生素，促进血液流通，呵护血管健康。
碧根果：富含锌、锰等微量元素，健脑益智，增强脑功能。
巴旦木：富含脂肪、蛋白质、氨基酸，提升体质，增强免疫力。

每日健康打卡

控糖	蛋白质摄入
控油	维生素摄入
控盐	微量元素摄入

吃
奶酪鸡翅
P038

当爸爸妈妈有事外出时……

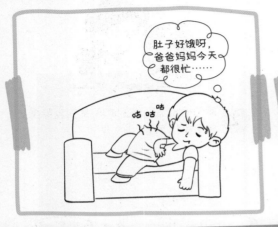

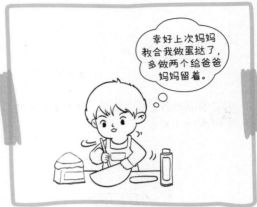

满满自豪感，我会自己做香喷喷的美食啦！

红薯蛋挞

难易程度：★★★☆☆
营养价值：★★★☆☆

蛋白质　维生素 A　钙

材料

有了我的加入，
蛋挞皮酥脆香甜
不是问题！

红薯 300g　燕麦 40g　牛奶 100mL

吃完后记得
刷牙哟！

鸡蛋 2 个　白糖 适量

换个花样吃

红薯 **换** 紫薯→紫薯蛋挞

红薯 **换** 香蕉→香蕉蛋挞

红薯 **换** 南瓜→南瓜蛋挞

牛奶 **换** 酸奶→酸奶蛋挞

小提示 家里没有空气炸锅的话，烤箱也是很不错的选择哟！

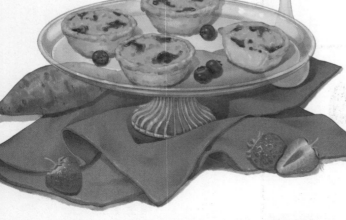

【开始做饭啦】

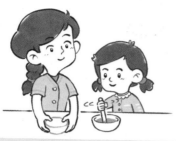

1 红薯蒸熟压成泥，加燕麦搅拌均匀，捏成蛋挞皮的形状。

2 捏好放入空气炸锅 170℃烤 5 分钟定型。

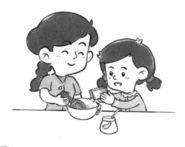

3 鸡蛋打散，倒入牛奶、白糖搅拌均匀。

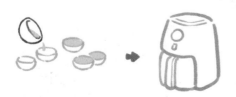

4 蛋液倒入红薯燕麦皮中，再一起放入空气炸锅 170℃烤 15 分钟即可。

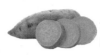

· 为什么吃了红薯容易放屁? ·

红薯有很多淀粉和膳食纤维。当它被人吃下去以后，淀粉在肠胃里被消化、吸收，产生一些气体。再加上膳食纤维会促进肠胃蠕动，这些气体就从屁股里跑了出来，变成了屁。

除了红薯，吃了南瓜、土豆、芋头以后，也很容易放屁哟!

噗

糖原来是奢侈品！

我刚传到欧洲的时候，非常受欢迎。但是当时我的产量很少，价格高得吓人，所以只有达官贵人才享受得起。有些皇室还专门派人成立了糖果部门和甜食烘焙坊，还把我做成华丽的模型和雕塑，在每一个重要的节日里展出。当时的我可是奢侈品，在欧洲人眼里，越甜的美食越高贵呢!

每日健康打卡

控糖 ☐		蛋白质摄入 ☐	
控油 ☐		维生素摄入 ☐	
控盐 ☐		微量元素摄入 ☐	

吃
黑芝麻核桃枣糕
P198

当孩子想空腹喝酸奶时……

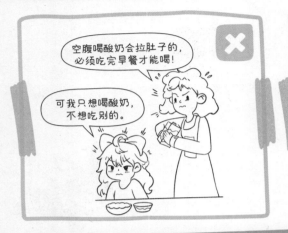

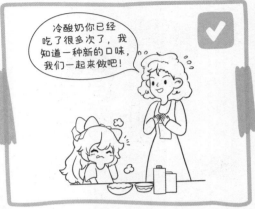

喜欢的酸奶滚一滚，口味大变身

红薯泥酸奶黄金球

难易程度：★★☆☆☆
营养价值：★★★☆☆

蛋白质　氨基酸　膳食纤维　维生素

我的吃法有很多种，选择最适合你的吧！

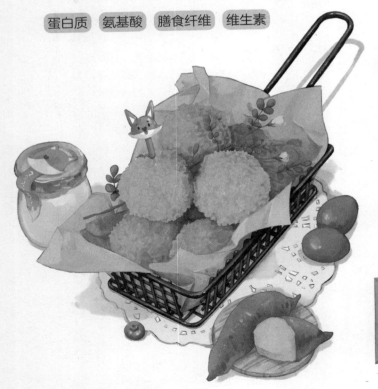

材料

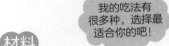

红薯 1 个　　酸奶 150g

食用油 适量　　面包糠 适量

小提示

吃完酸奶以后要尽快刷牙漱口哟！
不然会长蛀牙。

【开始做饭啦】 - - - - - - - - - - - - - -

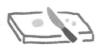

1 酸奶冷冻 4 小时左右，等到冻成块了就可以开始做啦！

2 把酸奶切成 2cm 大小的小块。

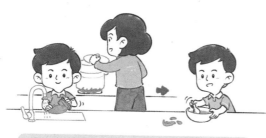

3 把红薯洗净，放进蒸锅蒸熟。放冷后去掉外皮，用勺子把红薯碾成泥。

4 挖一勺红薯泥压扁，将酸奶块放中间，包好团成圆形，在面包糠里滚一滚。

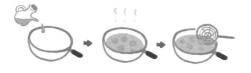

5 起锅倒入食用油，微微冒烟后放入红薯球，炸至金黄色捞出即可。

你知道几种红薯美食？

拔丝地瓜　　地瓜煎饼

烤红薯

红薯糖水

地瓜干　　　糕烧番薯芋

红薯角　　　面线糊

·如何挑选健康酸奶？·

1. 不选带"味"字的。例如：风味发酵乳、XX 风味等，这些都加了很多添加剂。

━○━○━○━○━○━○━○━○━○━○━○━

2. 选冷藏的。益生菌在 2~6℃的时候存活时间最长，温度越高失活越多，所以低温保存的酸奶相对更好。

每日健康打卡

控糖		蛋白质摄入	
控油		维生素摄入	
控盐		微量元素摄入	

吃
蔬菜
鸡蛋饼
P092

当孩子遇到困难的时候……

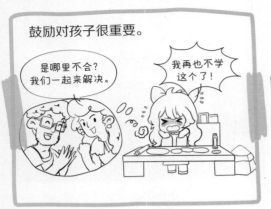

鼓励对孩子很重要。

是哪里不会？
我们一起来解决。

我再也不学
这个了！

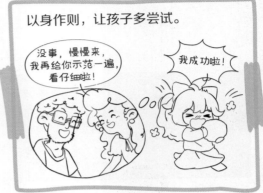

以身作则，让孩子多尝试。

没事，慢慢来，
我再给你示范一遍，
看仔细啦！

我成功啦！

有了爸妈的鼓励，我成功挑战了更多美食

糯米红豆沙千层饼

蛋白质　B 族维生素　钙　钾

难易程度：★★☆☆☆
营养价值：★★★☆☆

材料

我可是
养胃健脾的
好帮手！

鲜牛奶 100mL　糯米粉 适量

红豆沙 适量　鸡蛋 4 个

白糖 适量　食用油 适量

糯米粉适合用来做什么？

A.汤圆　B.年糕　C.糍粑　D.麻薯

答案：ABCD。

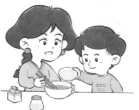

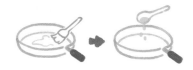

1 鸡蛋打入碗中，加牛奶和白糖拌匀，边搅边加糯米粉，直到米糊像线一样下落。

2 锅底薄薄擦一层油，从中间缓缓倒下一勺米糊，让米糊自动散成圆形。

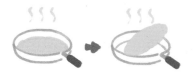

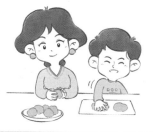

3 米糊凝固时翻面，煎至熟透盛出。用同样的方法把剩下的米糊煎好。

4 红豆沙团成团，再压成薄饼状。

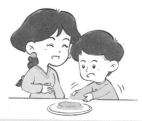

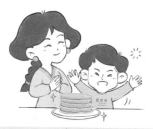

5 在小蛋饼上放上红豆沙饼，盖上另外一张小蛋饼。

6 用同样的办法交替放红豆沙饼和小蛋饼，千层饼就做好啦！

自制低糖红豆沙

1. 红豆提前浸泡一晚，放入电饭煲加水煮熟。
2. 红豆稍微晾凉，加入少许清水打成泥。
3. 红豆泥倒入不粘锅，小火加入冰糖不停搅拌。
4. 冰糖化开后加入玉米油继续搅拌均匀即可。

每日健康打卡

控糖 ☐	蛋白质摄入 ☐
控油 ☐	维生素摄入 ☐
控盐 ☐	微量元素摄入 ☐

吃
甜玉米
鸭肝粥
P054

不要错过孩子身体发出的信号，及时补充维生素

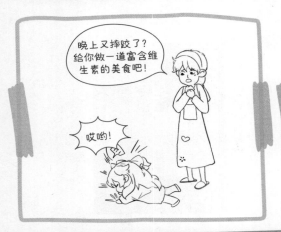

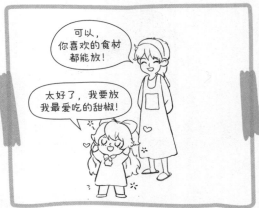

自己动手做的饭团，果然更好吃！

三文鱼饭团

难易程度：★☆☆☆☆
营养价值：★★★★☆

蛋白质　脂肪酸　维生素A　维生素C

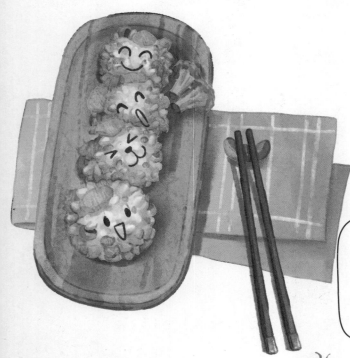

材料

我好看又好吃，而且一点都不辣。

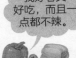
三文鱼 50g

彩椒 20g

西蓝花 适量

米饭 100g

盐 少许

黑胡椒粉 5g

食用油 适量

"叛逆"的彩椒

人们把各种辣椒放在一起培育，最后产生了一点也不辣的彩椒。彩椒们都很"叛逆"，从前辈那里继承的元素有多有少，所以它们有各种各样的颜色，比如黄色、红色、绿色等。

【开始做饭啦】 - - - - - - - - - - - - -

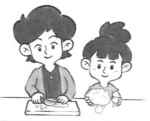

1 三文鱼、彩椒切成小粒；西蓝花撕成小朵。

2 起锅烧水，水沸后将西蓝花放入焯至八成熟，然后切成碎末。

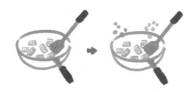

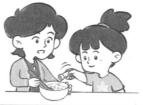

3 起锅烧油，倒入三文鱼炒散至变色；然后放入西蓝花和彩椒，翻炒均匀。

4 将炒好的食材和米饭混合，加入适量的盐和黑胡椒粉，搅拌均匀。

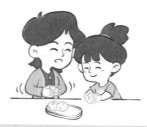

三文鱼的肉为什么是橙红色的？

三文鱼平时以海藻、小鱼、小虾等为食，这些生物的身体里都有一种特殊的元素，可以让生活在水里的动物的皮肤变得红润有光泽。吃了它们以后，三文鱼身体里聚集的这种元素越来越多，也就慢慢有了漂亮的橙红色皮肤。

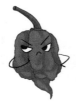

5 戴上手套将拌好的米饭捏成想要的造型即可。

·常见辣椒辣度争霸赛·

魔鬼椒 > 涮涮辣 > 黄灯笼椒 > 小米椒 > 螺丝椒 > 薄皮青椒 > 彩椒

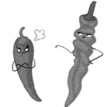

每日健康打卡

控糖 ☐	蛋白质摄入 ☐	
控油 ☐	维生素摄入 ☐	
控盐 ☐	微量元素摄入 ☐	

吃
四色饭团

P096

当孩子说"我想吃电视里的糕点"时……

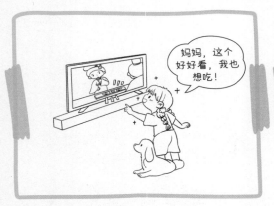

妈妈，这个好好看，我也想吃！

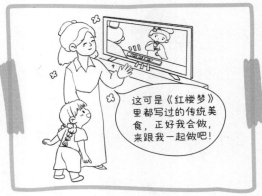

这可是《红楼梦》里都写过的传统美食，正好我会做，来跟我一起做吧！

洗干净手和爸妈一起，做传统美食吧!

枣泥山药糕

难易程度：★★★☆☆
营养价值：★★★★☆

维生素C 钙 钾 维生素B₂

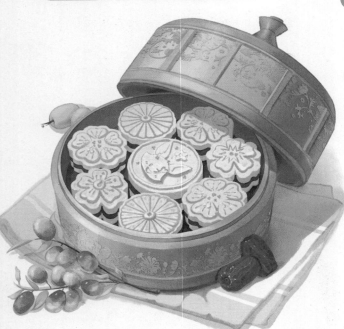

材料

把我打成泥，香甜沙软。

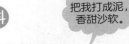
铁棍山药 350g

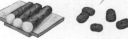
红枣 110g

奶粉 15g

白糖 15g

玉米油 适量

小提示

山药蒸好后必须趁热压泥，这样压出的山药泥才均匀细腻，放凉了再压泥的话就会有很多颗粒，没办法揉匀了。

【开始做饭啦】 - - - - - - - - - - - - -

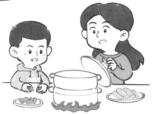

1 给山药去皮；给红枣去核；分开上锅大火蒸 30 分钟左右。

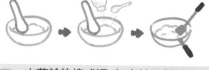

2 山药趁热捣成泥，加白糖和奶粉拌匀；用不粘锅炒一下，蒸发掉多余水分。

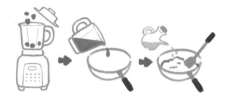

3 红枣放入破壁机打成枣泥；枣泥倒入不粘锅，加适量玉米油炒至成团不粘。

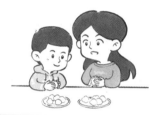

4 把山药泥分成15g1 个，枣泥12g1 个，分别搓圆。

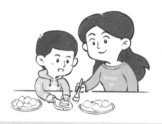

5 模具刷油防粘，先把一份山药泥放进去按压均匀。

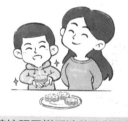

6 继续按照同样手法依次放入枣泥和山药泥，按压成型即可。

为什么一定要选铁棍山药？

铁棍山药的质地细腻、软糯不粘手，易操作。而有的山药很粘手，有的山药口感偏脆，用它们做山药糕不仅口感不好还很难揉成团。

每日健康打卡

控糖	☐	蛋白质摄入	☐
控油	☐	维生素摄入	☐
控盐	☐	微量元素摄入	☐

吃
小兔子可
爱便当
P014

比手机好玩的事情太多了！

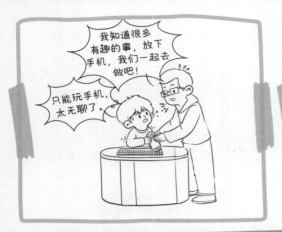

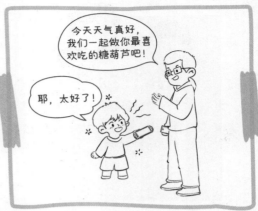

跟爸妈做这个小吃，乐趣多多

冰糖葫芦

难易程度：★☆☆☆☆
营养价值：★★★☆☆

钙　维生素　苹果酸　膳食纤维

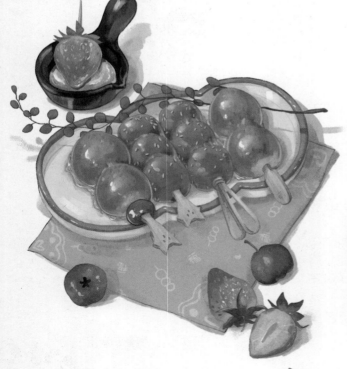

材料

草莓 适量

山楂 适量

白糖 200g

清水 100g

山楂还能这么吃

1. 切片泡水。
2. 切片晒干入药。
3. 制作成果丹皮、山楂糕等。

【开始做饭啦】

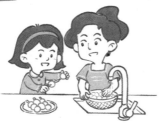

1 草莓、山楂洗干净，擦干后用竹签串起来备用。

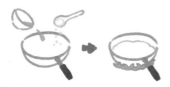

2 锅内倒入白糖、清水，大火煮开后转小火慢慢熬，熬到微微变色。

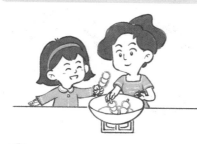

3 将草莓、山楂串快速裹上糖即可。

山楂"南北之战"

小山楂
（南山楂）

大山楂
（北山楂）

单个山楂规格：M 码
颜色：一般为棕色、红棕色
用途：山楂片、山楂水、山楂粥、山楂入药

单个山楂规格：XXL 码
颜色：一般为深红色
用途：果丹皮、山楂片、糖葫芦、山楂糕

★★★★★ 水果含糖量排行榜

含糖量	水果
<6%	圣女果
6% ~ 15%	西瓜、樱桃、草莓、桃、李子、枇杷、番石榴、柚子、橙子、牛油果、甜瓜、杨桃、葡萄、菠萝、梨、木瓜、柠檬、西柚
15% ~ 20%	人参果、无花果、山竹、柿子、百香果、香蕉、甘蔗、荔枝、龙眼、鲜枣
20% ~ 25%	菠萝蜜、红枣、椰子、榴莲、山楂

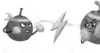

> 我虽然吃起来酸酸的，但我体内的糖分含量比荔枝、西瓜等还高，一次不要吃太多哟！

每日健康打卡

控糖		蛋白质摄入	
控油		维生素摄入	
控盐		微量元素摄入	

吃
红薯泥酸奶黄金球
P020

当孩子说"我不喜欢吃香菇"时……

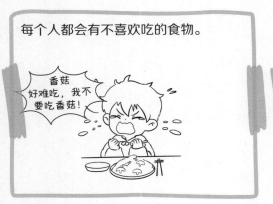

每个人都会有不喜欢吃的食物。

香菇好难吃，我不要吃香菇！

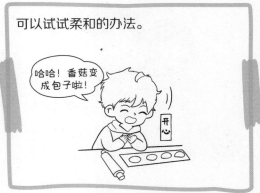

可以试试柔和的办法。

哈哈！香菇变成包子啦！

开心

从抗拒到捧场，只需让他参与进来

菇香包子

难易程度：★★★☆☆
营养价值：★★★★☆

胡萝卜素　蛋白质　钙　钾　磷

主料

干木耳 10g　　香菇 适量　　杏鲍菇 适量

面粉 300g　　鸡蛋 2 个

配料

酵母 1 茶匙　　盐 2g　　食用油 适量　　生抽 1 茶匙

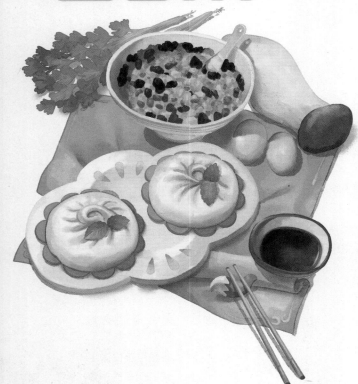

只吃菌菇包子太单调?

别焦虑，多种营养搭配任你选择：

胡萝卜 + 木耳 + 鸡蛋 = 鱼香肉丝包

卷心菜 + 香菇 + 豆干 = 香菇菜包

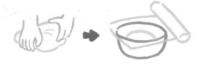

1 酵母和面粉加适量温水揉成光滑的面团，让它发酵到原来的两倍大。

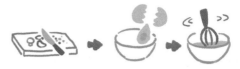

2 香菇、杏鲍菇和泡发好的木耳分别切成碎末；鸡蛋打散成蛋液。

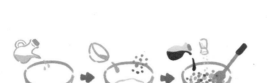

3 起锅烧油，倒入蛋液炒成细小的鸡蛋碎，再下香菇、木耳和杏鲍菇，同时放入盐和生抽，翻炒均匀。

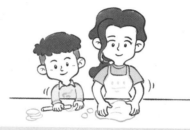

4 把面团排气（拍一拍）后揉成光滑面团，然后均匀分成小剂子，把小剂子擀成中间厚四周薄的包子皮。

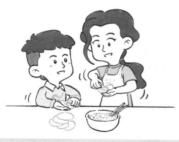

5 把馅料放在包子皮中间，把它包成喜欢的样子吧！

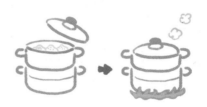

6 把包好的包子放在蒸锅中静置15分钟。然后大火烧开，上汽后转中火蒸熟即可。

· 蒸包子小妙招 ·

① 包子放进蒸笼之前，先给屉子刷点油，这样蒸出来的包子才不会粘锅。

② 包子上锅时，每个包子之间的空隙留大一些，这样包子才有充足的"成长"空间。

每日健康打卡

控糖	☐	蛋白质摄入	☐
控油	☐	维生素摄入	☐
控盐	☐	微量元素摄入	☐

吃
香蕉松饼
P200

饼干披萨

难易程度：★★★☆☆
营养价值：★★★★☆

蛋白质　氨基酸　微量元素

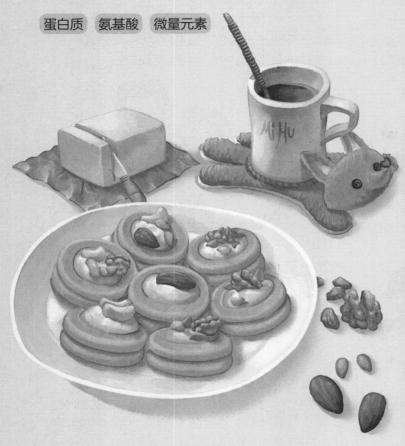

开始做饭啦！

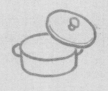

1
将黄油放入锅中，熔化后加入棉花糖，小火炒融。

2
关火后立即加入奶粉，快速搅拌均匀至细腻丝滑状。

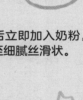

3
装入裱花袋，适量挤在圆形饼干上，再盖上一块圈形饼干。

我熔化之后还可以用来做牛轧糖、雪花酥哟！

食材

黄油 50g

棉花糖 150g

奶粉 45g

圆形饼干 适量

坚果 适量

圈形饼干 适量

4
将坚果放在棉花糖上即可。

迷你鸡蛋小汉堡

难易程度：★☆☆☆☆
营养价值：★★★★☆

蛋白质　维生素 C　维生素 A　膳食纤维

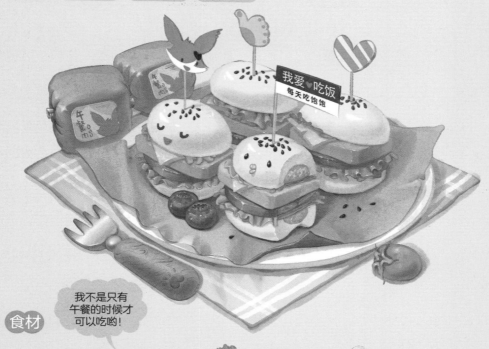

我不是只有午餐的时候才可以吃哟！

食材

鸡蛋 4 个

午餐肉 4 片

生菜 适量

番茄 半个

芝士 4 片

黑芝麻 适量

开始做饭啦！

1

鸡蛋煮熟后过凉水，剥掉蛋壳对半切开。

2
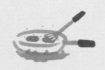
番茄、芝士切薄片；午餐肉小火煎香。

3

半个鸡蛋上放生菜、番茄等食材

4

盖上另一半鸡蛋，撒上黑芝麻，用竹签固定好即可。

033

吃
南瓜土豆浓汤
P230

我发现了长高的第N种方法！

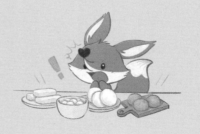

虾仁西蓝花

难易程度：★☆☆☆☆　　营养价值：★★★★☆

蛋白质　维生素C　胡萝卜素　钙　铁

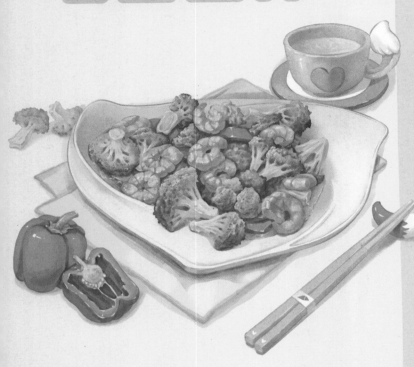

开始做饭啦！

1

鸡蛋取蛋清，虾仁洗净，裹上蛋清。

2

西蓝花洗净，掰小朵，焯熟；彩椒洗净，切块。

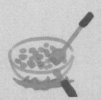

3

油锅烧热，加入西蓝花、彩椒翻炒均匀。

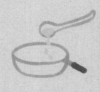

4

加入裹好蛋清的虾仁炒熟，加少许盐调味即可。

主料

虾仁 50g　西蓝花 50g　鸡蛋 1 个　彩椒 1 个

配料

食用油 适量　盐 少许

我们一般吃的是什么虾？

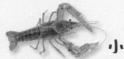

小龙虾

小龙虾虽然好吃，但是它的头部容易吸附重金属和细菌，所以在吃小龙虾的时候最好把它的头去掉。

明虾

油焖、盐焗、烧烤和油炸是明虾的经典做法。另外，切两片姜加点盐，直接加水煮也是不错的选择。明虾肉质紧弹又有嚼头。

河虾

河虾是淡水虾，它的肉质鲜嫩，味道鲜美，可以用来白灼、清蒸、红烧等，不同的烹饪方式能展现出河虾不同的美味，吃不惯海水虾的可以试一试哟！

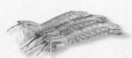

皮皮虾

皮皮虾营养丰富、汁鲜肉嫩。4—6月的皮皮虾，最为鲜嫩。

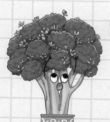

西蓝花居然真的会开花

我们平时吃的西蓝花其实是它的花茎、花薹(tái)和花蕾，它虽然叫"西蓝花"，但并不是真正的花。不过如果生的西蓝花放久了没有及时吃掉，就会长出真正的漂亮的小花了！

你知道吗？

虾的体内含有虾青素，这是已知最强的抗氧化剂，被广泛用在化妆品、食品添加剂、药品上。

西蓝花原来怕"热"！

西蓝花不喜欢高温，在热锅里待久了，它的营养会偷偷溜走，所以煮西蓝花时，把它焯熟后应立刻捞出来。

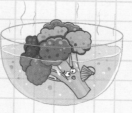

每日健康打卡

控糖	蛋白质摄入
控油	维生素摄入
控盐	微量元素摄入

吃
芦笋
鸡丝汤
P072

奶酪鸡翅

难易程度：★★☆☆☆
营养价值：★★★★☆

钙　蛋白质　维生素A

这道菜热量很高，因此一次不能吃太多哟！

主料

奶酪 50g

黄油 50g

鸡中翅 6 个

配料

盐 适量

1
提前将鸡翅洗净，从中间划开，撒上盐腌制 1 小时。

2
将黄油放入锅中，完全熔化后，将鸡翅放入锅中。

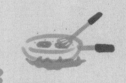

3
小火将鸡翅彻底煎熟。

4
将奶酪擦成碎末，趁热均匀地撒在鸡翅上面。

奶酪是由什么制成的？对长高有什么好处？

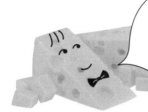

我是由牛奶发酵而成的，钙含量1kg的奶酪相当于10kg牛奶，可想而知我体内的钙含量有多高了吧。

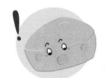

1kg 奶酪

提炼

10kg 牛奶

在家也能做奶酪

①全脂牛奶1L，倒进锅里加热。

②牛奶开始冒泡之后加入50mL柠檬汁，一边倒一边搅拌。

③牛奶开始凝结之后，关火，静置10分钟。

④准备一块纱布，将凝结出的乳酪与乳清分离。

⑤分离出的固体物就是奶酪。

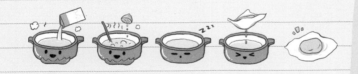

小提示

如果喜欢口感硬一点的奶酪，就多挤几下，使乳酪和乳清分离得更彻底；如果喜欢口感软一点的奶酪，就不用挤得那么干，多保留一些乳清就可以啦。

为什么鸡中翅比翅尖和翅根更受欢迎呢？

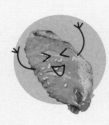

那是因为我体内的胶原蛋白含量比它俩丰富。胶原蛋白可以保持皮肤有光泽、增强皮肤弹性。

而且我体内还含有丰富的维生素A，对孩子们的视力及骨骼发育有好处。

每日健康打卡

控糖		蛋白质摄入	
控油		维生素摄入	
控盐		微量元素摄入	

吃
鱼蛋饼

P076

我发现了长高的好方法

菠菜鸡蛋卷

难易程度：★☆☆☆☆
营养价值：★★★★★

蛋白质　胡萝卜素　维生素 A　维生素 K

强身体、长个子、补脑子，我在营养界至尊无二！

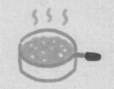

开始做饭啦！

1
菠菜焯水，控干水分，切碎。

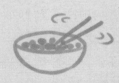

2
碗中打入鸡蛋，加入菠菜和少许盐搅拌均匀。

3
热锅刷油，倒入菠菜鸡蛋液，小火煎至表面微凝固时轻轻卷起来。

4
四面微微煎一下定型，盛出并切成小段即可。

主料

我是"营养模范生"！

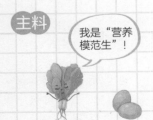

配料

菠菜 1 颗　　鸡蛋 2 个　　　食用油 适量　　盐 少许

如何判断鸡蛋的新鲜程度？

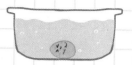

把鸡蛋放进水里，鸡蛋沉到水底并躺平，这样的蛋就是 1 ~ 3 天的新鲜蛋。

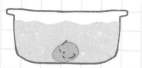

如果鸡蛋放进水里后有一定的倾斜角度，说明存放了 3 ~ 10 天。

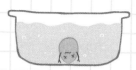

如果鸡蛋是立着的，说明这个鸡蛋至少放了 20 天，不推荐食用。

土鸡蛋更有营养吗？

土鸡蛋

我妈妈一般是散养的，她自然觅食，吃纯天然粮食、小虫子等，生活环境安逸、生长速度慢，所以生下来的我口感比较好。

普通鸡蛋

我妈妈的配方餐营养均衡，我体内的微量元素更多！我是经过专业杀菌消毒的，吃起来更放心！

小提示

土鸡蛋和普通鸡蛋营养成分相差不大，区别在于土鸡蛋口味更好。大家可根据需求自主选择哟。

吃菠菜真的能补铁吗？

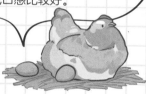

这是一个大乌龙。有位科学家在实验中测出每 100g 菠菜含铁量 3.5mg，却在记录时写成了 35mg。多年以后，才被另一位科学家纠正过来。

虽然我的铁含量不多，但我可是"营养模范生"，只需要 100g 就能补足人们一天所需的维生素 C，而且我体内的维生素 K 还能促进钙的吸收，让人心情愉悦！

每日健康打卡

控糖 ☐　　蛋白质摄入 ☐

控油 ☐　　维生素摄入 ☐

控盐 ☐　　微量元素摄入 ☐

041

吃
儿童版
大煮干丝
P116

营养搭得好，身高不愁长

鲜虾香芹粥

难易程度：★ ★ ★ ☆ ☆
营养价值：★ ★ ★ ★ ★

钙　蛋白质　胡萝卜素　硒

开始做饭啦！

1
大米洗净，用清水浸泡 20 分钟；香芹洗净，切成碎末。

2
海虾去头、去皮、去虾线后洗净，虾仁用姜片腌 10 ~ 15 分钟。

主料

海虾 4 ~ 5 个

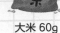
大米 60g

别看我纤细柔弱，我体内的胡萝卜素和维生素含量可不低！

香芹 10g

3
锅中倒入适量清水，水沸后将大米放入，等再次沸腾后盖上盖子，转小火继续煮 10 ~ 15 分钟。

配料

白胡椒粉 3g

盐 适量

姜 适量

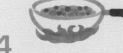

4
放入虾、香芹末、盐和白胡椒粉，继续煮 2 分钟即可。

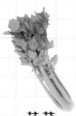
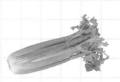

芹菜家族大揭秘

	香芹	芹菜 （旱芹、药芹）	西芹
地区	欧洲南部、地中海附近	中国	地中海沿岸
营养	胡萝卜素、硒、多种纤维素	钙、磷、铁、胡萝卜素、多种维生素	碳水化合物、胡萝卜素、多种维生素
吃法	炒菜、炖汤、煮肉，用于调味增香	既可作菜食用，也可入药、煎汤、熬粥等	作为蔬菜直接食用，可以生吃或加工成沙拉、汁、汤等
如何区分	我的身体很纤细，常撑不住头顶的叶子导致它垂下来，但我的香味更浓郁	我个子不高不矮，身体不粗不细，我具有药用价值，其他两个可没我厉害	我的身子粗壮，挺拔有力，口感清脆，常用来炒菜

古人超爱的芹菜做法！

醋芹是唐代一种佐酒、佐饭的菜肴，它是用芹菜经过发酵之后调以五味烹制成的汤菜，是唐朝名臣魏征最爱的一道菜。

淡水虾和海水虾有哪些区别？

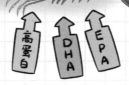

那我吃掉你们俩，岂不是营养与美味兼具。我真是个天才！

我是海水虾，我的个头大，而且蛋白质含量更高一些，不饱和脂肪酸如 DHA、EPA 等也更丰富。

我是淡水虾，我的个头虽小，但口感好。

腥味不重

高蛋白

DHA

EPA

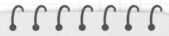

每日健康打卡

控糖   蛋白质摄入

控油   维生素摄入

控盐   微量元素摄入

吃
五彩猪肝炒饭
P094

番茄奶酪三明治

难易程度：★☆☆☆☆　　营养价值：★★★☆☆

蛋白质　钙　番茄红素　微量元素

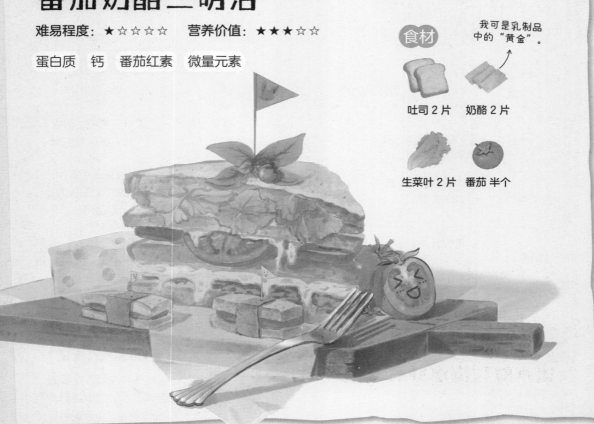

食材

我可是乳制品中的"黄金"。

吐司 2 片　奶酪 2 片

生菜叶 2 片　番茄 半个

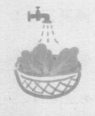

开始做饭啦！

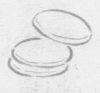

1
吐司去边；生菜叶洗净；番茄洗净，切片。

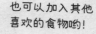

也可以加入其他喜欢的食物哟！

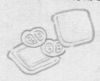

2
将两片吐司叠在一起，沿对角切开。

3
将准备好的食材根据个人喜好，夹在切好的吐司内即可。

圣女果与普通番茄的渊源

其实，圣女果又叫樱桃番茄，是番茄的老祖宗！起初，科学家用圣女果培养出了更大的番茄，结果番茄成了饮食界的"大明星"。商家看到了番茄家族身上的商机，他们把圣女果包装成了一个新品种，进行宣传。

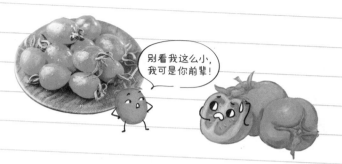

别看我这么小，我可是你前辈！

天然奶酪和再造干酪有什么不同？

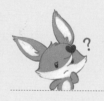

	天然奶酪	再造干酪
原　料	100% 纯牛奶	纯牛奶 + 防腐剂、调味剂
含钙量	普通牛奶的 8 倍多	普通牛奶的 1.5 倍多
风　味	奶香味	蒜香味、水果味

怎么挑选健康美味的奶酪？

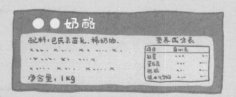

1. 看配料表，配料表越简单的奶酪越健康！
2. 看营养成分表，钙含量越高越好，钠含量越低越好！
3. 选择经过巴氏杀菌的奶酪！

每日健康打卡

控糖 ☐　蛋白质摄入 ☐

控油 ☐　维生素摄入 ☐

控盐 ☐　微量元素摄入 ☐

吃
时蔬
蛋包饭
P128

给孩子多吃鱼，有利于长高哟！

番茄鱼面

难易程度：★☆☆☆☆
营养价值：★★★★☆

钙　蛋白质　维生素 C　不饱和脂肪酸

主料

我身上没有小鱼刺，吃我肯定不会被鱼刺卡喉咙。

面条 200g　　龙利鱼 100g　　鲜香菇 3 个　　番茄 半个　　油白菜 2 棵

配料

食用油 适量　　盐 少许　　黑胡椒粉 适量　　大蒜 2 瓣

开始做饭啦！

1
鲜香菇去蒂切片；番茄去皮、去蒂、切块；蒜去皮切小块；龙利鱼切片。

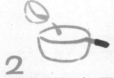

2
锅烧热后倒入油，再倒入蒜炒至半熟。

3
加入香菇片翻炒，然后倒入番茄炒至出汁。

4
锅里加两碗水煮开，加入龙利鱼烫熟，加入盐、黑胡椒粉调味。

5
面条下锅煮 5 分钟左右，再放入油白菜烫熟即可。

⚠️ 注意！龙利鱼和巴沙鱼是有区别的！

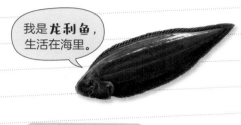

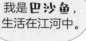

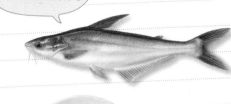

花纹浅；肉紧实；
有海的味道。

花纹明显；肉松散；
有淡淡的泥腥味。

龙利鱼的营养价值很高，但是价格偏贵。个别商家为了赚钱，会拿价格相对便宜的巴沙鱼冒充龙利鱼。不过，这两种鱼脱了"外衣"后，就算再像，也有不同。

龙利鱼的伙伴们

我们可是黄金搭档！

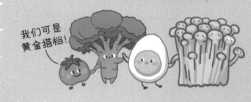

番茄怎么去皮比较容易？

番茄的皮不好消化，小朋友吃，还是去皮比较好。在番茄顶部用刀划一个十字，在热水里烫一下或者插在筷子上用火烤一会儿，皮就很容易去掉了。

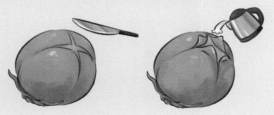

每日健康打卡

控糖		蛋白质摄入	
控油		维生素摄入	
控盐		微量元素摄入	

047

吃
银鱼蛋羹
P121

鲫鱼豆腐汤

难易程度：★★★☆☆　营养价值：★★★★☆

蛋白质　B族维生素　钙　磷　铁

大家都叫我"蔬菜肉"，但我只是平平无奇的补钙小天才罢了。

你知道怎么补充DHA和蛋白质吗？吃我就对了！

主料

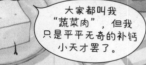

豆腐 200g　　鲫鱼 1 条

配料

油 适量　　盐 少许　　姜 适量　　香葱 适量

开始做饭啦！

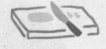

1

姜切丝；鲫鱼清理干净，改刀，放姜丝腌制去腥；豆腐切块；葱切成葱花。

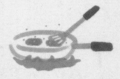

2

热锅倒油，放入姜丝和鲫鱼，将鲫鱼煎至两面金黄。

开水是汤汁呈奶白色的关键

3

倒入滚烫的开水没过鱼身，煮至汤变成奶白色。

4

下入豆腐炖煮 5 分钟，加少许盐，再撒上葱花，就可以出锅啦！

鱼在水中也需要氧气

别看鱼生活在水中，但是跟我们人一样，都需要靠氧气存活。要是水中没有氧气，鱼也会死掉。

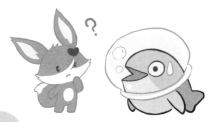

据说，豆腐是这样诞生的……

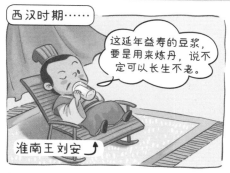

西汉时期……

这延年益寿的豆浆，要是用来炼丹，说不定可以长生不老。

淮南王刘安

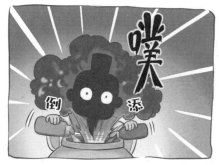

倒 添 噗

我就不信做不出来！再加点卤盐试试。

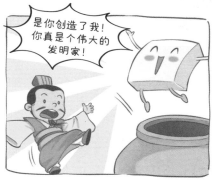

是你创造了我！你真是个伟大的发明家！

豆腐也有文化

刀子嘴豆腐心
心急吃不了热豆腐
小葱拌豆腐——一清二白
卤水点豆腐——一物降一物
咸菜拌豆腐——有言（盐）在先

每日健康打卡

控糖		蛋白质摄入	
控油		维生素摄入	
控盐		微量元素摄入	

049

吃
枣泥
山药糕
P026

海带玉米排骨汤

难易程度：★★☆☆☆　　营养价值：★★★★★

蛋白质　维生素K　钙　钾　碘

开始做饭啦！

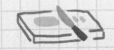

1

玉米洗净切段；大蒜切末；生姜切片备用。

2

排骨剁小块，冷水下锅，加姜片和1勺料酒焯熟，捞出洗净备用。

3

起锅烧油，爆香蒜末，加海带翻炒3分钟，加入排骨炒出白色油汁。

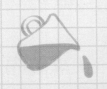

4

倒入适量清水，大火煮沸转中火再煮15分钟。

主料

我并不是植物哟。

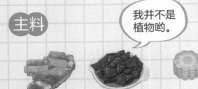

排骨 200g　　海带结 4 个　　玉米 1 根

配料

食用油 少许　料酒 1 汤匙　盐 少许　姜 适量　大蒜 2 瓣　葱花 少许

5

放入玉米煮熟，再加盐和鸡精调味，最后撒上葱花即可。

我的骨头偏扁，肉质较少，很容易熟，适合用来红烧、清蒸、糖醋。最重要的一点是，这里有很多脆骨，一眼就能识别。

我脂肪少，肉多而紧实，最重要的是我的骨头较粗，含有大量的骨髓，特别适合用来熬汤、炖煮。需要补钙长高的朋友不要错过哟。

前排 **中排** **后排**

我是整扇排骨中精华的部分，我的肉质肥瘦相间，口感上佳，适合用来红烧、糖醋、清蒸等，是接待客人的最佳选择。而且我的骨头是整扇排骨中最长的，很好辨认哟。

听说玉米先生全身都是宝，真的吗？

花先生

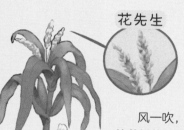

科学家的实验发现，我们细胞中的染色体数目为 10 对，所以我们玉米的列数一般是偶数列。数一数，你家的玉米是不是这样？

一根玉米须完成授粉就能结出一粒玉米。看我茂密的"秀发"，就知道我能结出多少玉米粒了吧。

风一吹，我身上的花粉就抖落到下方的花小姐（玉米须）身上，完成授粉后才能长出玉米粒。

我的叶子和茎含有丰富的膳食纤维和维生素，常被用来加工成动物们的饲料。

每日健康打卡

控糖 ☐	蛋白质摄入 ☐
控油 ☐	维生素摄入 ☐
控盐 ☐	微量元素摄入 ☐

051

吃
黄花菜
瘦肉粥
P118

骨骼结实有韧性，优质蛋白必不可少

滑蛋牛肉饭

难易程度：★★★☆☆　营养价值：★★★★☆

蛋白质　氨基酸　维生素 B_6　微量元素

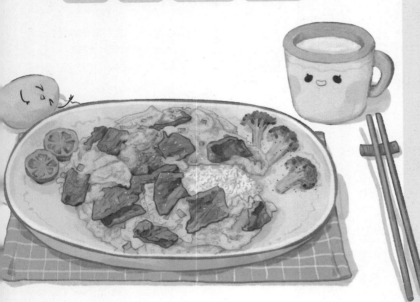

 主料

我身体里的蛋白质，帮你变得更加强壮！

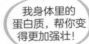

米饭 100g　牛里脊 50g　鸡蛋 1 个

 配料

食用油 1 汤匙　盐 少许　水淀粉 1 汤匙　香葱 适量

开始做饭啦！

1
牛里脊切成薄片，撒盐，用手抓至渗出水，将水倒出。

2
放入水淀粉，用手抓至肉片起黏性，再倒入油抓匀，冷藏腌制 30 分钟。

3
香葱切末，与鸡蛋液混合搅打均匀，加入适量盐。

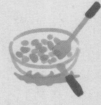
4
起锅烧油，下牛肉，牛肉变色后立刻盛出。倒入鸡蛋液，再倒入炒好的牛肉。

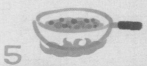
5
在蛋液即将凝固时，捞出铺在盛好的米饭上即可。

052

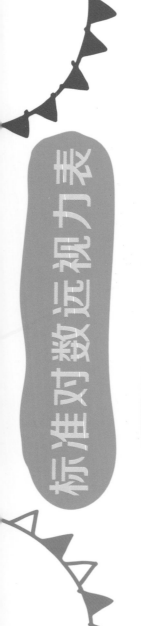

标准对数远视力表

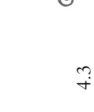
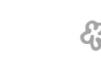

4.2

4.3

4.4

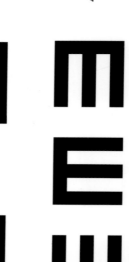

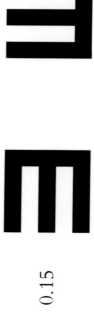

0.15

0.2

0.25

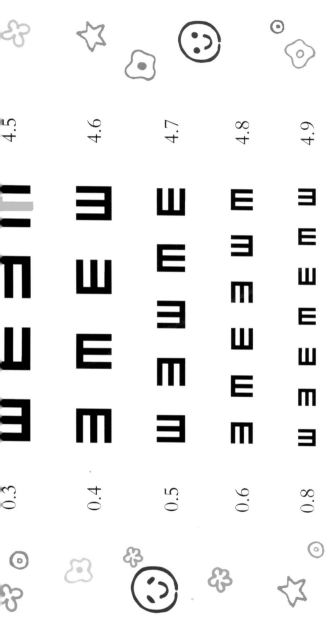

0.3	Ш Ш Ш Ш	4.5
0.4	Ш Е Е	4.6
0.5	Ш Ш Е Ш	4.7
0.6	Е Ш Е Ш	4.8
0.8	Ш Е Ш Е Е Ш	4.9
1.0	Ш Е Ш Е Е Ш	5.0

推荐检查距离5米

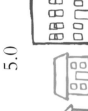

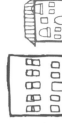

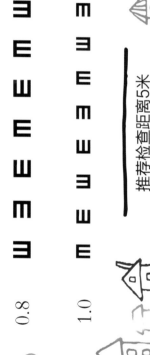

注：实际大小777mm×217mm（此赠品为截取图）

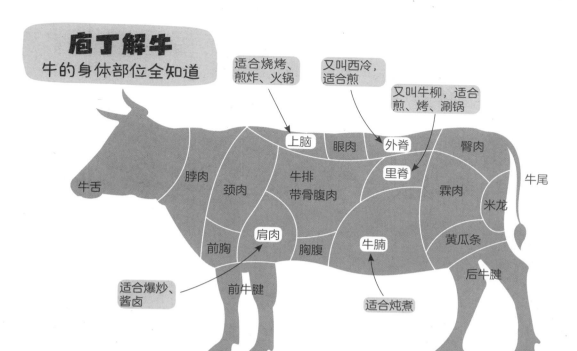

庖丁解牛
牛的身体部位全知道

适合烧烤、煎炸、火锅 → 上脑

又叫西冷，适合煎 → 外脊

又叫牛柳，适合煎、烤、涮锅 → 里脊

眼肉

臀肉

牛舌

脖肉

颈肉

牛排 带骨腹肉

霖肉

米龙

牛尾

前胸

肩肉

胸腹

牛腩

黄瓜条

后牛腱

前牛腱

适合爆炒、酱卤

适合炖煮

鸡蛋怎么做最有营养？

按营养来排，煮、蒸蛋 > 嫩炸 > 炒蛋 > 煎蛋 > 老炸。你是不是在想生吃最有营养？快别想了。生吃鸡蛋的话，你连一半的营养都吸收不到，而且生鸡蛋可是有细菌的，一口下去，你可能就要不停地跑厕所了！

虽然有人培育出了可以生吃的无菌蛋，但是无菌蛋并不是完全无菌的。

鸡蛋煮多久最好？

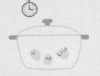

鸡蛋煮 8 分钟最营养

不到 8 分钟→不卫生

8 分钟→好吃又健康

超过 8 分钟→不好吃

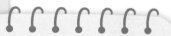

每日健康打卡

控糖 ☐　　蛋白质摄入 ☐

控油 ☐　　维生素摄入 ☐

控盐 ☐　　微量元素摄入 ☐

吃
蛋汁煎馄饨
P176

这种维生素让钙加倍吸收

甜玉米鸭肝粥

难易程度：★★☆☆☆　　营养价值：★★★☆☆

维生素 D　维生素 A　维生素 B_2　膳食纤维

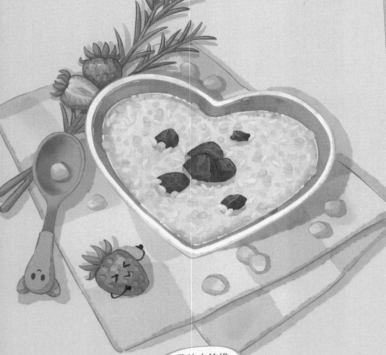

我体内的维生素 D 可以促进钙吸收，是长高个儿的"加油站"。

主料

大米 60g　　鸭肝 1 个　　玉米 1 根

配料

白胡椒粉 2g　　盐 适量　　姜 适量

开始做饭啦！

1
鸭肝切小块浸泡 4 小时以上；大米浸泡 1 小时；玉米粒剥下后剁碎。

2
泡好的鸭肝冲洗到没有血水，用白胡椒粉和姜片腌制片刻。

3
起锅烧适量水，水开后倒入大米和玉米粒；煮开后转小火，盖上盖煮 15 分钟。

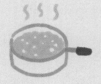

4
再拿一个锅，凉水下鸭肝，大火煮至鸭肝熟透。

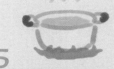

5
将煮熟的鸭肝倒入粥锅，加入适量盐调味，再煮 5 分钟即可。

鸭肝在烹饪前为什么要泡水？

鸭肝虽然很有营养，但肝是动物身体里最大的毒物中转站和解毒器官。买来的新鲜鸭肝一定要用水浸泡，然后在自来水龙头下好好冲洗。还可以把鸭肝切成小块，凉水下锅焯熟，这样里面的杂质就可以充分排出来。

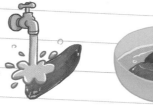

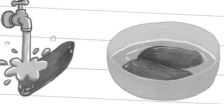

儿童缺乏维生素 D 的危害

我是维持身体健康的必要元素，一般来说只要好好吃饭、多晒太阳，我就会乖乖地待在大家身体里。妈妈做的营养餐，是我和大家见面最主要的方式，要是挑食不欢迎我的话，你可能会变成下面这样哟！

个子矮小 →

头部枕秃

腿部畸形

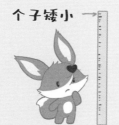

食物中维生素 D 含量排行

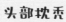

我是鱼肝油胶囊，主要成分是从海鱼肝脏中提出的一种脂肪油哟！

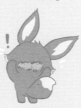

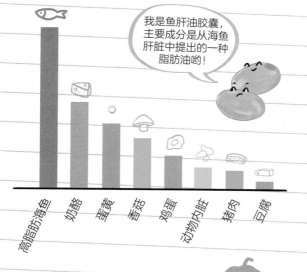

高脂肪海鱼　奶酪　蛋黄　香菇　鸡蛋　动物内脏　猪肉　豆腐

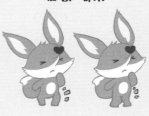

每日健康打卡

控糖 ▢　　蛋白质摄入 ▢

控油 ▢　　维生素摄入 ▢

控盐 ▢　　微量元素摄入 ▢

吃

芙蓉虾仁

P114

如何成为优秀的大脑"饲养员"？

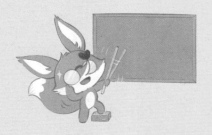

香菇焖三文鱼腩

难易程度：★★☆☆☆　　营养价值：★★★★★

维生素 D　蛋白质　DHA

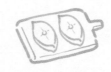

1
香菇、木耳、三文鱼腩切小块；大葱切末；大蒜、姜切片。

2
起锅烧油，放入香菇和木耳，翻炒 2 ~ 3 分钟盛出。

3
留底油，加葱末、蒜片、姜片煸香。放三文鱼，煎至变色。

主料

三文鱼腩 50g　干木耳 5g　干香菇 5 朵　青豆 15g

4
放入蔬菜、生抽、白糖，加入清水没过食材，焖煮 5 ~ 8 分钟。

配料

　　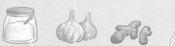　　　

食用油 适量　白糖 1 茶匙　大蒜 2 瓣　姜 适量　大葱 适量　生抽 1 茶匙

5
转大火收汁，待汤汁减少一半时即可。

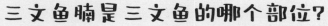

三文鱼腩是三文鱼的哪个部位？

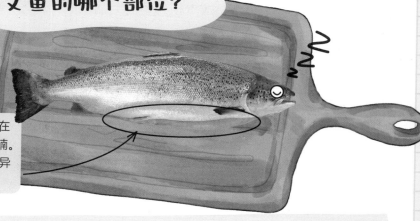

我们今天用到的食材就在这个部位，是三文鱼的小肚腩。这里的脂肪很厚，所以口感异常鲜美！

吃三文鱼腩到底有多少好处？

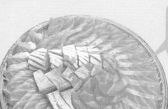

DHA
我的 Omega-3 脂肪酸含量最高，补脑无须多言！

蛋白质
我体内 100g 肉中就含有 20g 优质蛋白，有效提升孩子抵抗力。

维生素 D
促进钙的吸收和孩子的骨骼发育，成长必不可少。

矿物质
我体内富含多种矿物质，包括钾、镁、硒和锌等。

听说木耳泡久了会中毒

是真的吗？

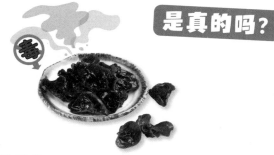

毒

是真的！ 木耳本身属于真菌，泡久了容易滋生霉菌、黄曲霉素等对人体有害的病菌，可能会造成腹痛、腹泻。

每日健康打卡

控糖 ☐	蛋白质摄入 ☐
控油 ☐	维生素摄入 ☐
控盐 ☐	微量元素摄入 ☐

059

吃

素炒合菜

P084

清蒸银鳕鱼

难易程度：★☆☆☆☆　　营养价值：★★★★☆

DHA　维生素 A　维生素 D

蒸鱼豉油 适量

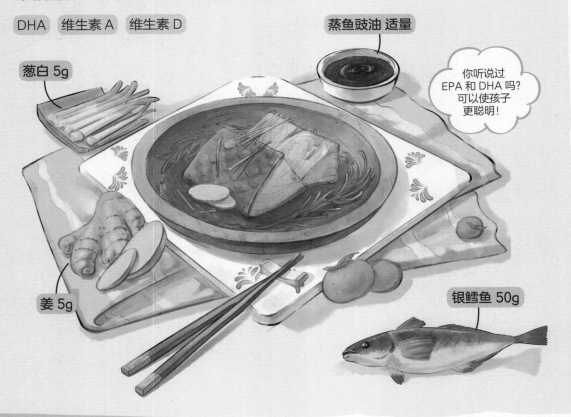

葱白 5g

你听说过 EPA 和 DHA 吗？可以使孩子更聪明！

姜 5g

银鳕鱼 50g

开始做饭啦！

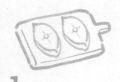

1
银鳕鱼解冻，然后用厨房用纸吸干表面的水分。

2
葱白洗净，姜去皮洗净，分别将二者切成细丝。

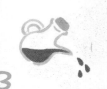

3
把银鳕鱼放在深盘中，倒入蒸鱼豉油，表面撒上葱姜丝。

4
冷水上锅，蒸锅上汽后，再蒸 5 分钟即可。

银鳕鱼是鳕鱼的高级版吗？

虽然我们名字里都有"鳕鱼"两个字，但我们没有任何关系！鳕鱼属鳕鱼目，我们银鳕鱼属鲈形目。因为肉质雪白，所以叫银鳕鱼。其实我更喜欢我的真名"犬牙鱼"。

市场上的银鳕鱼和鳕鱼都是这样的，该怎么区分呢？

1. 标签

通常超市里的包装袋上会标注鱼肉的原料，在标签上找一下就能区分。

2. 价格

银鳕鱼价格昂贵，通常是普通鳕鱼的 4 ~ 7 倍，计算一下，不要选错咯。

DHA 很重要吗？为什么都说要给孩子补充 DHA 呢？

DHA 是一种不饱和脂肪酸，是我们人类大脑细胞的重要构成成分。因此，适量补充 DHA 可以促进孩子的脑部发育。

每日健康打卡

控糖 ☐	蛋白质摄入 ☐
控油 ☐	维生素摄入 ☐
控盐 ☐	微量元素摄入 ☐

吃
黄金咖喱炒饭
P156

虾滑紫菜饼

难易程度： ★☆☆☆☆　　**营养价值：** ★★★★☆

藻胆蛋白　膳食纤维　钙　镁

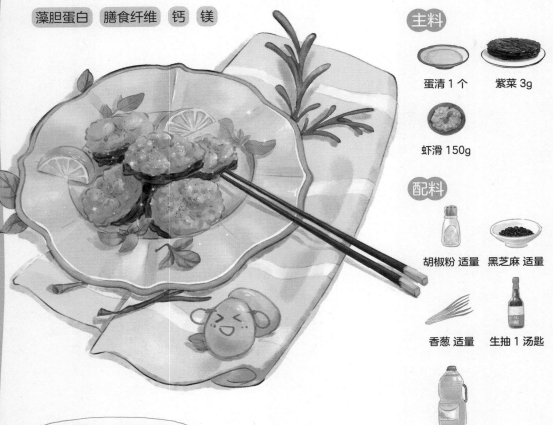

主料

蛋清 1 个　　紫菜 3g

虾滑 150g

配料

胡椒粉 适量　黑芝麻 适量

香葱 适量　　生抽 1 汤匙

食用油 适量

开始做饭啦！

1
紫菜撕碎，上面撒上葱花，倒入蛋清抓匀。

2
虾滑上倒入一勺生抽，撒上适量胡椒粉。

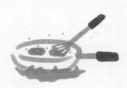

3
锅底刷油，铺上紫菜蛋液后，上面放虾滑，适当翻面，小火煎熟撒上芝麻即可。

我们常吃的海苔是紫菜吗？

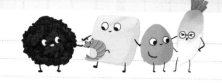

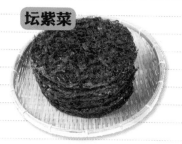

坛紫菜

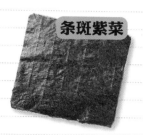

条斑紫菜

特　　征	生长在南方，颜色黑紫	生长在北方，颜色偏绿
使用途径	用于烧汤	用于做寿司、做成海苔

⚠️ 小心！紫菜也不能随便吃

紫菜一般不能和茶叶、柿子等一起吃。茶叶里含有大量茶单宁，易与紫菜中的蛋白质结合成不易消化的鞣酸蛋白；柿子里含有的鞣酸会和紫菜中的蛋白质和钙盐一起生成沉淀物，容易刺激肠胃。

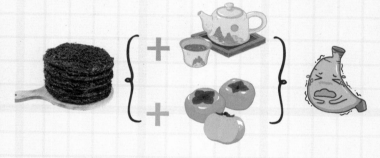

小龙虾从脸部排出小便

小龙虾的头部长有一对长触角，每根长触角的下面有一个排泄孔，它的尿液便是从这里排出的。不过，小龙虾的便便还是从屁股后面的肛门排出的。

每日健康打卡

控糖 ☐	蛋白质摄入 ☐
控油 ☐	维生素摄入 ☐
控盐 ☐	微量元素摄入 ☐

吃
香菇枸杞
猪骨汤
P222

香嫩 Q 弹小丸子，
大脑营养和味蕾全部满足

鳕鱼时蔬小丸子

难易程度：★★☆☆☆　　营养价值：★★★★☆

蛋白质　DHA　维生素 D

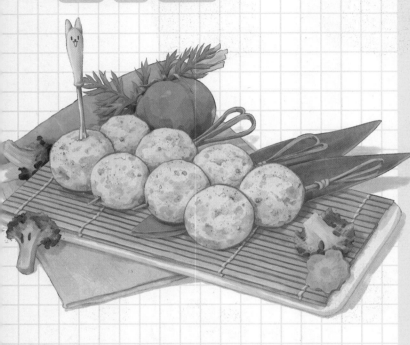

主料

安全又营养，我
是补脑小能手。

胡萝卜 50g　鳕鱼 80g　西蓝花 50g　鸡蛋 1 个

配料

玉米淀粉 10g　盐 少许　姜 适量

开始做饭啦！

1

鳕鱼加生姜片腌制半小时，冷水上锅蒸 8 分钟左右。

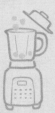

2

蒸好的鳕鱼用辅食机打成鱼泥；西蓝花、胡萝卜焯水，切碎。

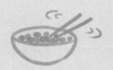

3

鱼泥中加入一个蛋清、胡萝卜、西蓝花、玉米淀粉，用筷子搅拌均匀。

4

丸子烤盘预热后刷油，装入鱼泥，煎至底部凝固，用小竹签挑起翻面。

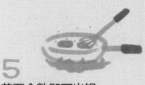

5

煎至全熟即可出锅。

选择海鱼时，要注意……

人类活动所产生的有害物质进入海里，被小虾吸收，小鱼吃小虾，大鱼又吃小鱼，有害物质就可能积累到产生危害的浓度。

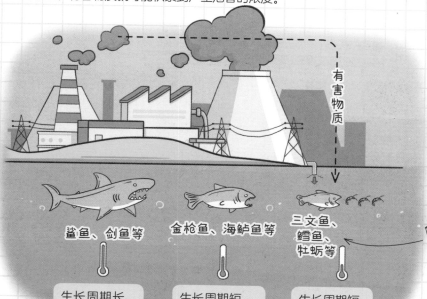

有害物质

我在这里，选我准没错，哈哈！

鲨鱼、剑鱼等

金枪鱼、海鲈鱼等

三文鱼、鳕鱼、牡蛎等

生长周期长，个头大，积累的有害物质含量高。

生长周期短，个头中等，较为安全。

生长周期短，有害物质含量低。

⚠️ **注意！**
图片只是示例，仅供参考。

孩子吃鱼到底应该怎么选？

首先当然是看 DHA 含量啦，DHA 不仅能促进孩子的神经发育，对保护视力、强健心血管、提升免疫力等都有显著效果。

🐟 DHA 含量排名 🐟

一等种子选手：
鳕鱼、三文鱼、海鲈鱼、淡水鲈鱼

二等种子选手：
鳜鱼、黑鱼、胖头鱼

每日健康打卡

控糖 ☐　蛋白质摄入 ☐

控油 ☐　维生素摄入 ☐

控盐 ☐　微量元素摄入 ☐

吃
泡芙

P208

三文鱼这样做营养又安全

香煎三文鱼糙米饭

难易程度：★★☆☆☆　　营养价值：★★★★☆

蛋白质　维生素 D　维生素 B_{12}　Omega-3 脂肪酸

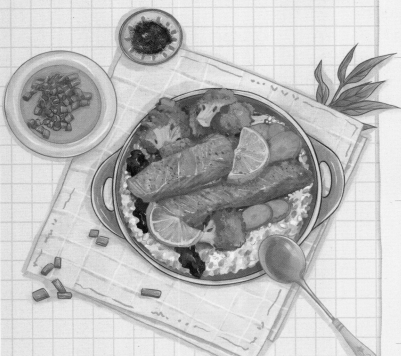

我含有丰富的不饱和脂肪酸，是"水中珍品"！

主料

三文鱼 200g　干木耳 5g

大米 100g　糙米 20g

胡萝卜 50g　西蓝花 50g

配料

　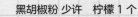

黑胡椒粉 少许　柠檬 1 个

食用油 适量　盐 少许

开始做饭啦！

1
大米和糙米提前煮熟。三文鱼撒上少许盐、黑胡椒粉，加柠檬汁腌 10 分钟。

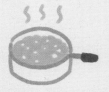

2
胡萝卜、西蓝花切丁放入热水中焯熟；黑木耳泡发后撕成小片。

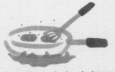

3
起锅烧油，将三文鱼皮朝下煎 1 分钟，再将两侧煎至金黄后盛出。

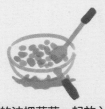

4
用剩余的油把蔬菜一起放入锅中煸炒后，放少许盐调味。

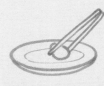

5
盛出米饭，放上煎好的三文鱼和炒好的菜，摆盘即可。

什么是糙米？糙米和米有什么不同？

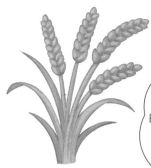

我因为只脱掉了一层外壳，因此保留了更多的纤维素、维生素和矿物质。我的口感比较硬，煮之前用水泡 3 个小时会更好吃哟。

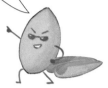
我身上的谷壳、果皮、种皮全被脱去了，因此很洁白。我的口感更为软糯，与糙米一起吃既营养又美味！

未脱壳的稻谷　　　　糙米　　　　大米

三文鱼煮熟吃与生吃有什么区别呢？

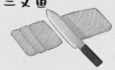
生三文鱼

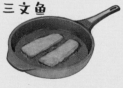
熟三文鱼

好处 💕

口感鲜美；最大化保留 DHA、不饱和脂肪酸、维生素等营养成分

能杀死大部分的寄生虫和细菌；利于孩子消化

坏处 ！

考验技术，处理不好可能会感染寄生虫和细菌

高温使部分蛋白质和维生素流失

三文鱼的最佳搭档

你更喜欢哪一对？

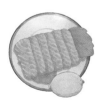
三文鱼 + 柠檬

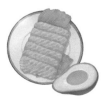
三文鱼 + 牛油果

三文鱼 + 海鲜料汁 / 芥末酱油

每日健康打卡

控糖 ☐　　蛋白质摄入 ☐

控油 ☐　　维生素摄入 ☐

控盐 ☐　　微量元素摄入 ☐

067

吃
鳕鱼香菇菜粥
P068

来一碗元气粥，给大脑增添一份温暖的力量！

鳕鱼香菇菜粥

难易程度：★☆☆☆☆　　营养价值：★★★★☆

蛋白质　氨基酸　胡萝卜素　维生素 A

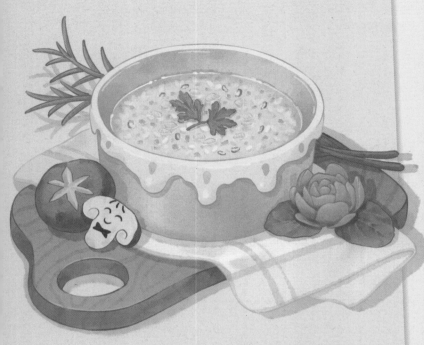

1

胚芽米洗净，倒入电饭煲煮成粥。

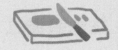

2

鳕鱼用姜腌制 5 分钟后切成碎块；香菇、胡萝卜焯水煮熟后切碎。

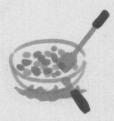

3

锅中倒油，鳕鱼翻炒片刻后，下胡萝卜、香菇翻炒。

4

倒入煮好的粥搅拌均匀，出锅前放入青菜叶搅拌，煮熟即可。

主料

累了一天，补充点氨基酸提升一下生命力吧！

鳕鱼 80g

胡萝卜 50g

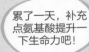
干香菇 5 朵

青菜 25g

胚芽米 100g

配料

食用油 适量

姜 适量

新鲜香菇与干香菇该如何选择？

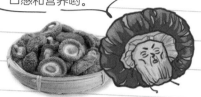

我体内的维生素 D 含量更高、味道更浓郁。泡发我的时候选择温水不仅可以加快泡发速度，还可以保持口感和营养哟。

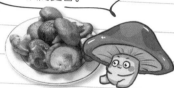

我的口感嫩滑、易消化、制作方便。买回来之后放进冰箱冷冻一下可以让我体内的核糖核酸充分分解，从而更香。

我们体内都含有丰富的氨基酸和维生素，只是干香菇更适合用来炖汤，新鲜的我更容易消化，适合煮粥、炒菜或烧烤，更适合宝宝的脾胃。

这些蘑菇你都认识吗？　开动你的大脑连一连吧。

杏鲍菇	香菇	平菇	口蘑	金针菇

为什么要选择 胚芽米？
对孩子的成长有什么好处？

孩子的胃口小，吃得少，尽量让他吃下去的每一口都是精华。我们胚芽米在去壳的过程中保留了胚芽，因此富含更多的 B 族维生素、维生素 C、维生素 D 和矿物质。

非得我脱了衣服才能自证清白吗？

胚芽米 = 保留胚芽的普通米

每日健康打卡

控糖 ☐	蛋白质摄入 ☐
控油 ☐	维生素摄入 ☐
控盐 ☐	微量元素摄入 ☐

吃
番茄奶酪
三明治
P044

增强大脑记忆力，核桃帮你来助力

核桃燕麦粥

难易程度：★☆☆☆☆　营养价值：★★★★☆

氨基酸　B 族维生素　微量元素　膳食纤维

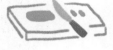

1

将核桃去壳，核桃仁切成丁。

2

大米和燕麦米淘洗干净，和核桃丁一起放入电饭锅内。

3

锅内加 1500mL 清水，开启煮粥功能煮熟即可。

 食材

我可以增强记忆力和思维能力，但是一次不能吃太多哟！

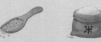

燕麦米 30g　　大米 100g　　核桃 2 个

070

核桃补脑是骗局吗？

核桃仁外形很像大脑，人们盲目相信"以形补形"，这才谣传核桃补脑的。

我体内的微量元素锌和锰都特别多，可以帮你增强记忆力，促进大脑发育，增强大脑功能，所以真的能"补脑"！我看你还是多吃两颗核桃吧。

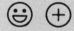

核桃的真实面目，你知道吗？

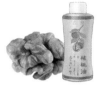

我的果仁可以用来榨油，榨出来的"核桃油"可是高级保健食用油。

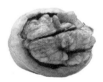

我的壳很难剥，所以大家更爱壳很薄的"纸皮核桃"。

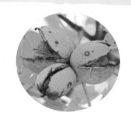

另外，我的硬壳外面，其实还有一件绿衣服。

被低估的营养美食

燕麦的营养价值很高，不仅含有优质脂肪和蛋白质，还有人体所需氨基酸，具有更多可溶性纤维、B族维生素、植物蛋白、钾、镁、磷、钙、铁等营养素。

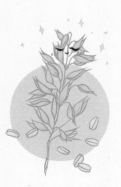

每日健康打卡

控糖		蛋白质摄入	
控油		维生素摄入	
控盐		微量元素摄入	

吃
山药薏米
芡实粥

P160

芦笋鸡丝汤

难易程度：★★★☆☆　　营养价值：★★★★★

蛋白质　叶酸　硒　锌　锰

开始做饭啦！

主料

芦笋 40g

鸡肉 50g

金针菇 20g

高汤 200g

配料

鸡蛋 1个

干淀粉 适量

盐 少许

香油 少许

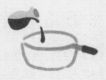

1

鸡肉洗净，切丝，加入蛋清、盐、干淀粉，拌匀后腌制 20 分钟。

2

金针菇、芦笋分别洗净，切段。

3

锅中放入高汤，加鸡肉丝、芦笋、金针菇煮沸后加盐，淋入香油调味即可。

高汤是什么？如何在家里自制高汤？

高汤是烹饪中常用的一种辅助原料，通常用鸡、鸭、鱼、牛的骨头熬制而成。高汤中含有丰富的蛋白质、脂肪酸、维生素、微量元素等，对孩子骨骼发育、补铁、提升抵抗力等都有明显的好处。

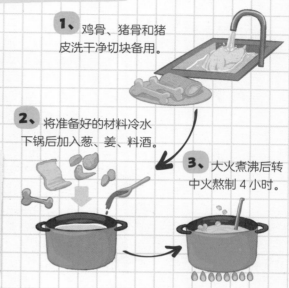

1、鸡骨、猪骨和猪皮洗干净切块备用。

2、将准备好的材料冷水下锅后加入葱、姜、料酒。

3、大火煮沸后转中火熬制 4 小时。

4、完成！

⚠️ 注意！

将熬好的高汤放凉后分装倒入保鲜袋里，放进冰箱冷冻起来，下次需要的时候拿出来解冻就可以啦！

高汤配上芦笋，营养好吸收！

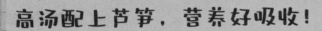

促进脑部发育　　抗氧化

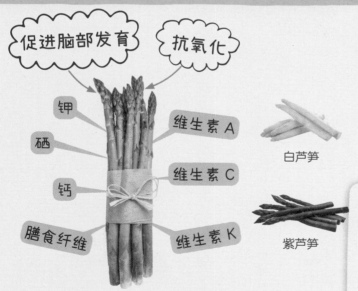

钾

硒

钙

膳食纤维

维生素 A

维生素 C

维生素 K

白芦笋

紫芦笋

在芦笋家族里，除了绿芦笋以外，还有白芦笋和紫芦笋，它们都生长在土地里面，紫芦笋在烹饪后也会变成绿色，而白芦笋不会。因为它在生长过程中避开了阳光，阻止它进行光合作用形成叶绿素，所以它浑身都是白色的。

每日健康打卡

控糖	蛋白质摄入
控油	维生素摄入
控盐	微量元素摄入

073

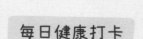

吃
鸡刨豆腐

P182

香煎带鱼

难易程度：★☆☆☆☆　　营养价值：★★★★☆

DHA　不饱和脂肪酸　镁

我不仅可以让大脑更聪明，还可以强壮大脑周围的血管！

主料

淀粉 适量

带鱼 200g

配料

香葱 适量

姜 适量

大蒜 2 瓣

蛋清 1 个

盐 少许

食用油 适量

料酒 3 汤匙

白胡椒粉 适量

开始做饭啦！

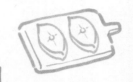

1

葱、姜、蒜切好；带鱼洗净切段，切花刀，吸干水分。

2

带鱼加切好的葱、姜、蒜，加盐、白胡椒粉、料酒、蛋清，抓匀后腌制至少 30 分钟。

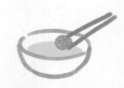

3

带鱼吸干水，均匀裹上淀粉。

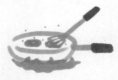

4

起锅烧油，小火下带鱼，一面定型后再翻面，煎至两面焦黄后捞出即可。

你能分清"黄眼睛"和"黑眼睛"吗?

我的眼睛是黄色的,是南方带鱼。

我在南方温暖的海水里生活得太舒服了,一不小心就长胖了,就连身上的"鱼味"都变大了。所以我最适合用来炸着吃,不然分分钟"熏晕"你!

北方的水真冷啊!我为了让身子热乎起来,通过运动形成了一身紧实的肉。虽然我没有南方的朋友那么大,但是我的肉可香了,最适合拿来清蒸。

我的眼睛是黑色的,是北方带鱼。

为什么带鱼都是冷冻的?

我平时生活在很深的海里,非常不喜欢岸上的空气。要是突然把我捞上岸,我的鱼泡会飞快地鼓起来,我很容易把自己"气"死,等到了餐桌上,味道也不新鲜了。所以,大家把我打捞起来以后,就会立刻把我冻起来,这样味道和营养就都被冻住了。

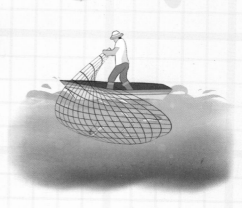

带鱼也有"天敌"!

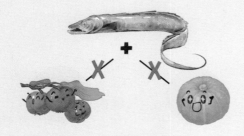

带鱼如果和山楂或南瓜同时吃的话,会肚子痛哟!

每日健康打卡

控糖 ☐	蛋白质摄入 ☐	
控油 ☐	维生素摄入 ☐	
控盐 ☐	微量元素摄入 ☐	

吃

味噌豆腐海带鲑鱼汤
P231

鱼蛋饼

难易程度：★☆☆☆☆
营养价值：★★★☆☆

蛋白质　DHA　微量元素　膳食纤维

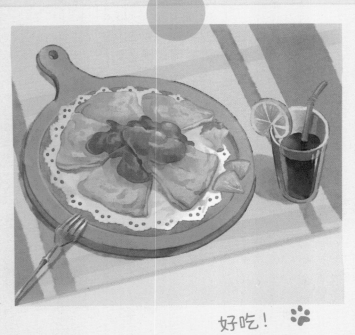

好吃！

常吃的各种
鱼肉有益于大脑
智力发育哟！

主料

鸡蛋 2 个　　鱼肉 200g

配料

食用油 适量　黄油 1 小块　番茄酱 适量　洋葱 少许

开始做饭啦！

1
洋葱切末；鱼肉去皮、去刺，
煮熟剁碎；黄油常温软化。

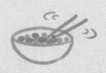

2
鸡蛋打散，加入洋葱末、鱼肉
碎、黄油，搅拌均匀成鸡蛋糊。

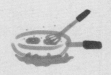

3
油锅烧热，倒入鸡蛋糊，摊成
圆饼状，煎至两面金黄。

4
出锅后切块，淋上番茄酱即可。

鱼丸粗面

难易程度：★★★☆☆
营养价值：★★★★☆

蛋白质 DHA 微量元素 膳食纤维

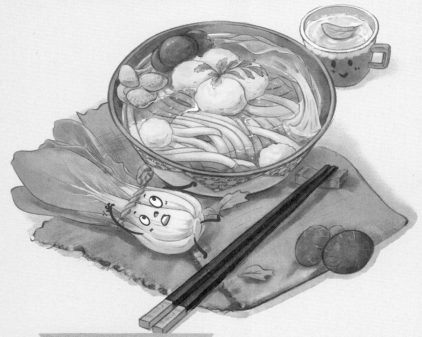

主料

鱼肉 200g   面条 200g

猪五花肉 50g   油白菜 2 棵

淀粉 50g

配料

香葱 2 根   姜 适量

盐 少许   香油 1mL

开始做饭啦！

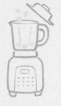

1
将葱、姜、鱼肉、五花肉切好，
和盐、淀粉一起放入料理机，
加水搅打成泥。

2
准备一锅凉水，将鱼泥挤成
鱼丸，放入水中定型。

3
捞起鱼丸，水烧开后再放入
鱼丸，煮浮起来后再煮 5 分
钟，捞出过凉水。

4
起锅烧水，水烧开后放入面条、
鱼丸，加适量盐和香油调味。

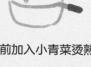

5
出锅前加入小青菜烫熟即可。

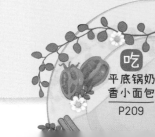

吃
平底锅奶
香小面包
P209

为什么我明明肚子很饱，
　身体却很"饿"？

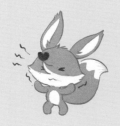

新鲜维 C 沙拉

难易程度：★☆☆☆☆　　营养价值：★★★★☆

蛋白质　　维生素 C　　膳食纤维

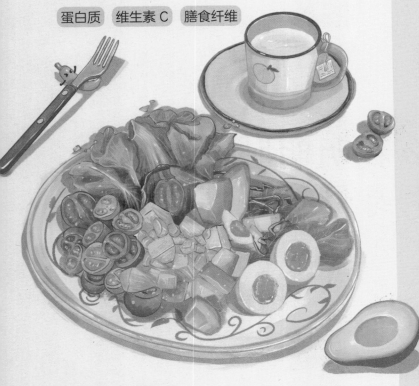

开始做饭啦！

1

鸡小胸用适量盐和 1g 白胡椒粉腌 10 分钟；鸡蛋煮熟备用。

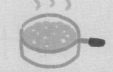

2

腌好的鸡小胸放入沸水中焯熟，切成小块；煮好的鸡蛋切成小块。

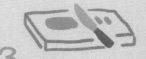

3

牛油果去核，果肉切成块；樱桃番茄对半剖开；紫甘蓝切丝。

4

将果醋、橄榄油、盐和黑胡椒粉混合拌匀做成油醋汁。

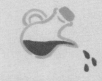

5

将生菜叶铺在盘子底部，放上其他食材，表面淋上调好的油醋汁即可。

我体内的不饱和脂肪酸能产生很强的饱腹感。

主料

鸡小胸 1 块　　牛油果 1 个

鸡蛋 1 个　　樱桃番茄 6 个

生菜 5 片　　紫甘蓝 2 片

配料

黑胡椒粉 3g　　白胡椒粉 1g

果醋 2 汤匙　　橄榄油 1 汤匙

盐 少许

080

沙拉里的每一个食材都是主角

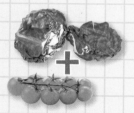 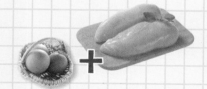 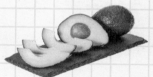

我们是沙拉里的颜值搭档，高饱和度的紫色和红色让人食欲大增；清爽甘甜的口感让人回味无穷。

沙拉里要是光有蔬菜，口感可就差远了。加一些鸡胸肉和鸡蛋，不仅能够丰富口感，营养也更全面。

我是沙拉里的"王炸"，地中海饮食中的明星。我的口感绵润，像吃冰激凌一样，搭配酸奶尤其美味，特别适合小孩子哟。

三招！秒懂牛油果熟度

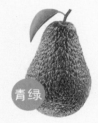 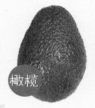 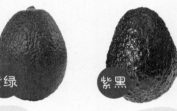

青绿　　　橄榄　　　紫绿　　　紫黑

看颜色
当我成熟时，果皮会变成紫褐色，绿色则表示我还不能吃哟。

摸软硬
当我成熟时，用指腹轻触果肉，摸起来会是软软的。

轻摇晃
当我成熟时，握在手里摇晃，能听见种子和果肉的碰撞声。

吃剩的果核不要扔，可以种成小盆栽哟！

 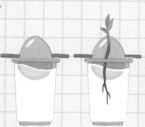

把棕色的外壳剥下

将种子固定放在水面上

等待生根发芽

把它移植到花盆中

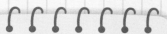

每日健康打卡

控糖		蛋白质摄入	
控油		维生素摄入	
控盐		微量元素摄入	

吃
蜂蜜
吐司棒
P207

红黄彩椒手拉手，筑起身体免疫长城

凉拌彩椒

难易程度：★☆☆☆☆
营养价值：★★★☆☆

氨基酸　B族维生素　微量元素　膳食纤维

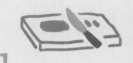
开始做饭啦！

1
彩椒洗净，去蒂、去籽，切成条状。

2
香菜洗净，切去根部，切成小段。

3
将彩椒放到容器里，加入白糖、盐、醋和香油拌匀。

主料

我能帮助你拥有一双明亮的眼睛。

我能提高你的免疫力，做身体的安全卫士。

香菜2根　黄彩椒1个　红彩椒1个

配料

醋1茶匙　白糖1汤匙　　盐2g　　香油1茶匙

4
最后撒上香菜即可。

红、橙、黄、绿彩椒不只是颜色不一样

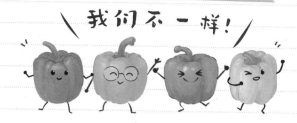

我们不一样！

我们 **营养** 不一样！

- 我体内含量最多的是维生素 A、维生素 B_6 和叶酸。
- 我体内有大量的维生素 A、B 族维生素和胡萝卜素。
- 我体内含有丰富的番茄红素、胡萝卜素和维生素 C。
- 我体内的叶绿素和维生素 C 含量最高。

锁鲜秘籍！

1. 切彩椒时尽量使用陶瓷刀具，减少食物与金属器具的接触，可以减缓维生素 C 的流失。

2. 维生素 C 易溶于水，清洗时尽量减少浸泡，用流水冲洗。

我们 **功效** 不一样！

- 我是维生素 A 天后！如果你一动起来就喊累，强健体魄选我必不可少。
- 我是胡萝卜素皇后！如果你皮肤干燥、眼睛干涩，就选我。
- 我是维生素 C 大王！想要比别人老得慢一点吗？选我吧。
- 我是膳食纤维冠军！选我，拒绝蹲坑蹲到腿发麻。

我们 **热量** 不一样！

大卡 /100g

10   20   30   40

每日健康打卡

控糖　　蛋白质摄入

控油　　维生素摄入

控盐　　微量元素摄入

吃
番茄鸡蛋
什锦面
P187

简单方便，一次补充多种维生素

素炒合菜

难易程度：★★☆☆☆
营养价值：★★★★☆

蛋白质 维生素K 维生素A 胡萝卜素

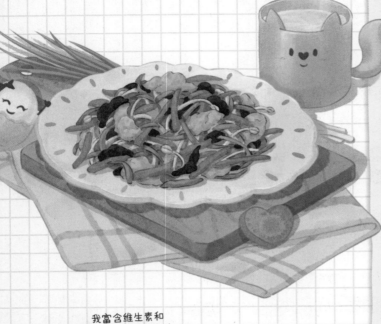

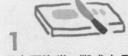

1
干木耳泡发，撕成小朵；韭菜切段；胡萝卜切丝；木耳切丝；大葱和姜切末；绿豆芽洗净备用。

2
鸡蛋打散搅匀。

3
起锅烧油，倒入蛋液，蛋液凝固成块后盛出，放入葱末和姜末爆香。

4
下胡萝卜丝和木耳丝翻炒均匀；再下韭菜、绿豆芽和鸡蛋，继续翻炒均匀。

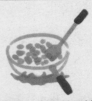

5
最后放入生抽、蚝油和白糖，翻炒均匀即可。

我富含维生素和纤维素，在春天的时候味道最鲜美。

主料

绿豆芽 50g

韭菜 100g

配料

大葱 5g

姜 适量

干木耳 5g

胡萝卜 50g

鸡蛋 1 个

白糖 1 汤匙

食用油 适量

生抽 1 茶匙

蚝油 少许

韭菜为什么能被一茬一茬地割？

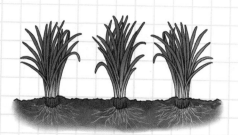
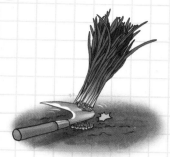

没想到吧，你们割的一直是我们的叶子，我们的根还藏在地底下呢。只要根没有被拔出来，我们就可以一直长出新的叶子。不过我们也是会变老的，一般割了 4 ~ 5 次后，我们就要被新的韭菜替代了。

韭菜和韭黄，是一种东西吗？

韭黄其实是韭菜的一种。韭菜生长在太阳底下进行着光合作用，而韭黄是因为生长在完全黑暗的地方，不能进行光合作用，叶绿素无法合成，就变黄了。

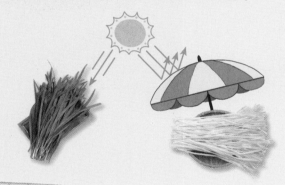

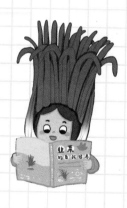

胡萝卜和白萝卜居然不是"亲戚"？

其实我真正的"亲戚"是芹菜和香菜，有没有发现，我们身上都有一股不一般的气味。当初我来到中国的时候，因为来自国外，口味又类似萝卜，才有了"胡萝卜"这个名字。

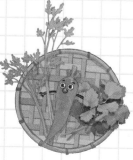

每日健康打卡

控糖	蛋白质摄入
控油	维生素摄入
控盐	微量元素摄入

吃
猪肚汤
P216

食欲下降怎么办？解锁黄瓜新吃法

黄瓜卷

难易程度：★★☆☆☆
营养价值：★★★★☆

维生素 C　胡萝卜素　膳食纤维

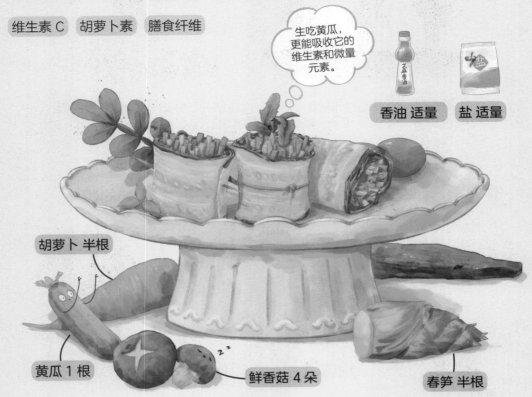

生吃黄瓜，更能吸收它的维生素和微量元素。

香油 适量　　盐 适量

胡萝卜 半根

黄瓜 1 根

鲜香菇 4 朵

春笋 半根

开始做饭啦！

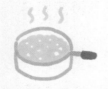

1
胡萝卜、春笋、鲜香菇分别切丝，焯熟；黄瓜纵切长片。

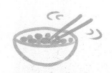

2
焯熟的胡萝卜丝、鲜香菇丝、春笋丝加盐和香油拌匀，腌制 15 分钟。

3
黄瓜片铺平，放上腌好的蔬菜丝，卷成黄瓜卷即可。

你能把黄瓜切成长薄片吗?

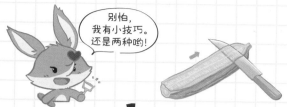

别怕,我有小技巧。还是两种哟!

1. 黄瓜去头去尾,用刀横着切。

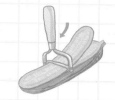

2. 黄瓜去头去尾后,用刨皮工具刨成长片即可。

黄瓜明明是绿色的,为什么却叫做"黄瓜"呢?

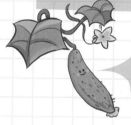

很久很久以前,我的名字叫作"胡瓜",我生长在喜马拉雅山南边的尼泊尔地区。汉朝时,张骞出使西域时将我带到了中国,当时的皇帝看我成熟了之后会变成黄色,将我改名叫作黄瓜了。

我就是出使西域归来的张骞。

尼泊尔

中国

黄瓜体内含有维生素C分解酶,食用时要注意合理搭配。

宜

忌

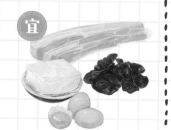

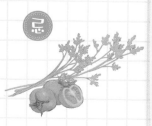

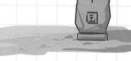

每日健康打卡

控糖		蛋白质摄入	
控油		维生素摄入	
控盐		微量元素摄入	

吃

干炒牛河

P186

新奇融合菜，维生素"爆表"

香芒牛柳

难易程度：★★☆☆☆
营养价值：★★★★☆

膳食纤维　维生素 C　维生素 A　胡萝卜素

开始做饭啦！

都说我是"热带果王"，
毕竟我香甜可口，富含
多种维生素。

主料

芒果 1 个　牛里脊肉 200g　蛋清 1 个　青、红彩椒条 适量

配料

盐 少许　食用油 适量　料酒 适量　淀粉 适量

1
牛里脊肉切条，加蛋清、盐、料酒、淀粉抓匀后腌制 10 分钟。

2
芒果去皮、去核，果肉切成粗条。

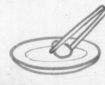

3
油锅烧热，下牛肉条快速翻炒，放入青、红甜椒条继续翻炒。

4
出锅前放入芒果条、盐，拌炒一下即可装盘。

芒果什么时候吃最好?

别吃!	黄了一点	黄了大半	可以吃啦!	全黄啦!
生的!	**六成熟**	**七成熟**	**八成熟**	**全熟**

芒果的皮居然含"毒"?

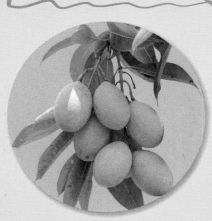

我们的"衣服"
没有毒,但是里面含有一种
物质,让摸到的人很容易过敏。
其实吃了我们的果肉,也很容易过敏。
这是因为我们的树妈妈体内有很多
刺激性很强的物质。

火眼金晴! 一眼挑中满分芒果

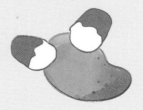

小尖头颜色偏绿
果形短粗
香气不明显
整体较软

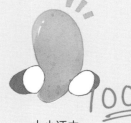

大小适中
果型偏长,果蒂突出
果皮完好、光滑
按压有一定硬度和弹性

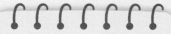

每日健康打卡

控糖 ☐	蛋白质摄入 ☐
控油 ☐	维生素摄入 ☐
控盐 ☐	微量元素摄入 ☐

089

吃
三丝卷饼

P168

鸡肝蔬菜面

难易程度：★★☆☆☆　营养价值：★★★★☆

维生素 A　维生素 B$_2$　维生素 C　膳食纤维

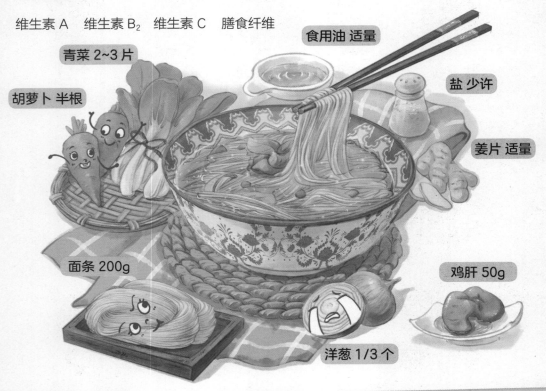

食用油 适量

青菜 2~3 片

盐 少许

胡萝卜 半根

姜片 适量

面条 200g

鸡肝 50g

洋葱 1/3 个

开始做饭啦！

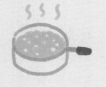

1
鸡肝用姜片焯水，熟透后捞起。

2
洋葱、胡萝卜、鸡肝切成丁。

3
起锅烧油，油热后倒入洋葱爆香，再加入鸡肝、胡萝卜丁翻炒，加少许盐调味。

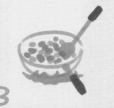

4
加水煮沸，下面条，出锅前加烫熟的青菜即可。

鸡肝到底能不能吃？

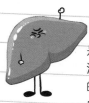

都说吃了鸡肝容易中毒，那都是谣言！除了那些生了病或者受到污染的鸡的肝不能吃，健康鸡体内的鸡肝可是很有营养的。把鸡肝做成食物，可以补充维生素A，还可以补充铁、锌、铜、硒等微量元素，既养眼护脑，又能增强体质。

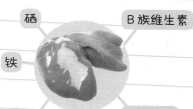

硒　　　B族维生素

铁

维生素A　　　微量元素

> 鸡肝虽然好吃又营养，但是每个月吃一两次就好啦，不然容易导致维生素A过量或胆固醇过高！

切洋葱为什么会流眼泪？

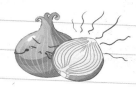

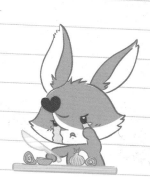

当洋葱被切开的时候，它会产生一种含硫化合物，这种物质会刺激眼睛，我们的身体为了保护眼睛，就会下令让眼睛流眼泪。所以每次切洋葱的时候，眼泪就会止不住地流。

切洋葱不流泪的好方法

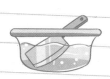

冷水浸泡
切之前将菜刀在冷水中浸泡一会儿。

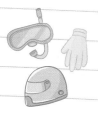

戴装备
戴泳镜、面罩、手套等切洋葱。

每日健康打卡

控糖　　　蛋白质摄入

控油　　　维生素摄入

控盐　　　微量元素摄入

091

吃
红豆薏仁粥
P162

光有维生素不够？
有菜有蛋营养双全！

蔬菜鸡蛋饼

难易程度：★★☆☆☆　　营养价值：★★★★☆

维生素 B$_2$　　维生素 C　　维生素 A　　微量元素

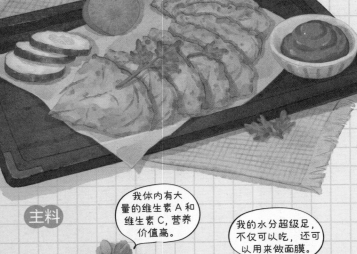

主料

我体内有大量的维生素 A 和维生素 C，营养价值高。

我的水分超级足，不仅可以吃，还可以用来做面膜。

鸡蛋 2 个　菠菜 50g　胡萝卜 100g　黄瓜 100g

配料

食用油 适量　盐 2g　胡椒粉 少量

开始做饭啦！

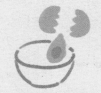

1

鸡蛋加少许盐打散；黄瓜切丝；胡萝卜去皮切丝；菠菜切碎。

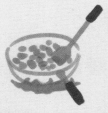

2

起锅烧油，放入黄瓜丝、胡萝卜丝，加少许盐和胡椒粉炒至七成熟。

3

加入菠菜丝，所有蔬菜丝在锅里铺平，倒入蛋液，慢慢摊成饼。

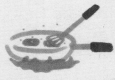

4

盖上锅盖，小火煎至鸡蛋表面凝固，切成小块即可。

原来水手真的爱吃菠菜！

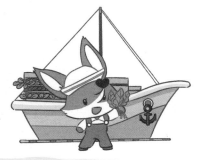

以前，远航的水手很久都吃不到新鲜的蔬菜水果，这样长期缺乏维生素，很容易得败血症。后来有个船长出航的时候带了很多菠菜，菠菜里面丰富的维生素让水手们不受败血症的威胁。从此，水手们吃菠菜就形成了传统。

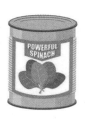

⚠️ 注意！

我身体里的草酸很多，吃了以后，草酸和钙结合容易长出"小石头"，也就是结石。

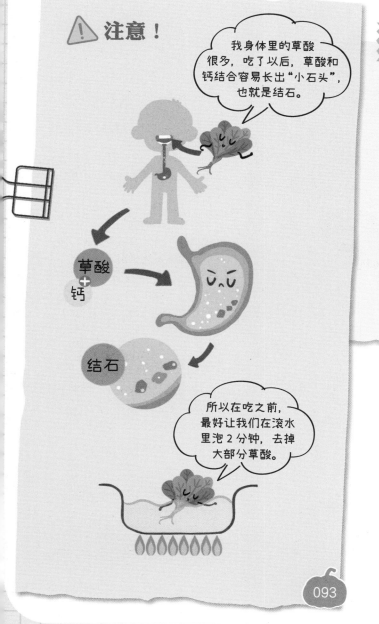

草酸
➕
钙

结石

所以在吃之前，最好让我们在滚水里泡2分钟，去掉大部分草酸。

黄瓜还可以这样用！

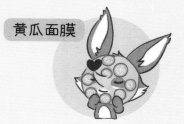

黄瓜面膜

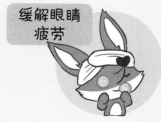

缓解眼睛疲劳

每日健康打卡

控糖	⬜	蛋白质摄入	⬜
控油	⬜	维生素摄入	⬜
控盐	⬜	微量元素摄入	⬜

093

吃
凉拌彩椒

孩子面色发黄提不起劲儿？
试试这样吃

五彩猪肝炒饭

难易程度：★★☆☆☆　营养价值：★★★★☆

铁　维生素 A　维生素 C　膳食纤维

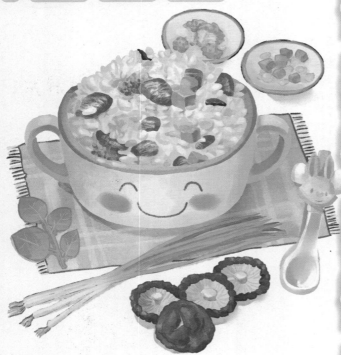

主料

补铁食物，我可在第一梯队！

米饭 100g　　猪肝 15g

西蓝花 30g　甜玉米粒 20g

胡萝卜 1/4 根　干香菇 3 朵

配料

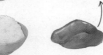

食用油 适量　　盐 2g

香葱 适量

开始做饭啦！

1
干香菇用水泡发，切成小粒；猪肝切成小块。

2
西蓝花掰成小朵；胡萝卜切小粒；香葱切成葱末。

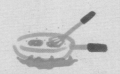

3
起锅烧油，待油温五成热时，放入猪肝煎至焦黄后盛出。

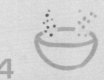

4
锅中留底油，放入香菇、胡萝卜和西蓝花，翻炒 2 分钟。

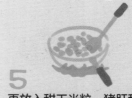

5
再放入甜玉米粒、猪肝和米饭，翻炒均匀后加入盐和香葱调味即可。

买回来的猪肝如何处理？

1. 在水龙头下冲洗干净。

2. 洗好的猪肝根据需求切好后在水中浸泡 30 分钟（也可以加入白醋、柠檬、小苏打等一起浸泡）。

3. 泡好后再用流水反复冲洗干净即可。

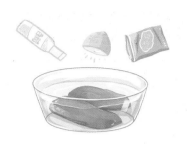

"六边形战士"保卫健康防线

铁
22.6mg/100g
别看我数字小，我的吸收利用率爆表，是最好的补铁食物！

维生素 A
6495 μg/100g
多补充维生素 A 可以预防视力下降哟。

维生素 B₂
2.08mg/100g
我能促进细胞再生和身体发育，口腔溃疡时就吃我吧！

维生素 B₁₂
26 μg/100g
我在维持血流、脑、神经系统等方面有重要作用，如果记忆力低下、贫血等，都可以找我哟！

胆固醇
288mg/100g
我是细胞膜的主要成分，是合成肾上腺激素的重要原料哟。

微量元素
我还含锌、钾、硒、叶酸等微量元素，可以提高免疫力。

猪肝搭配得好，才能"食"半功倍！

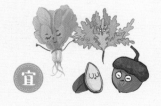

宜
松子：促进营养物质的吸收
苦菜：清热解毒、补肝明目
榛子：有利于钙的吸收
菠菜：改善贫血

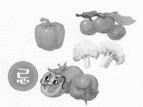

忌
花菜：降低铜、铁的吸收
山楂：破坏维生素 C
番茄：破坏维生素 C
青椒：破坏维生素 C

每日健康打卡

控糖　　蛋白质摄入

控油　　维生素摄入

控盐　　微量元素摄入

吃
三色鸡丁
P098

把维生素都"团"起来

四色饭团

难易程度：★☆☆☆☆
营养价值：★★★★☆

蛋白质　维生素 C　维生素 A　微量元素

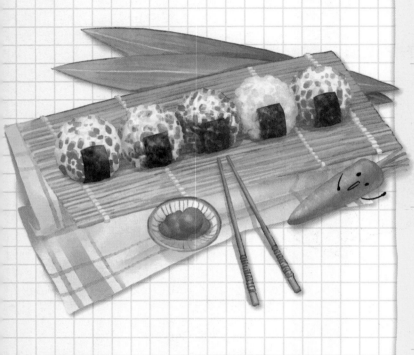

主料

米饭 200g

黑芝麻粉 5g

西蓝花 50g

海苔 适量

胡萝卜 50g

鸡蛋 1 个

配料

食用油 5mL

盐 2g

香油 2mL

开始做饭啦！

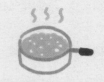

1

西蓝花焯至断生，切成碎末；胡萝卜切成碎丁，焯至断生。

2

鸡蛋加少许盐打散成蛋液，倒入平底锅用油煎熟后，切成碎。

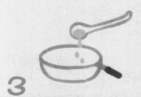

3

米饭趁温热时拌入少许盐和香油。

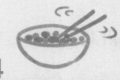

4

将米饭分成多份，分别拌入西蓝花碎、胡萝卜碎、鸡蛋碎和黑芝麻粉。

5

分别将米饭搓成大小均匀的球形饭团，用海苔片包裹装饰即可。

胡萝卜和白萝卜，到底哪个是"小人参"？

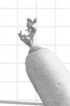

抗氧化
胡萝卜含维生素 E
白萝卜含维生素 C

补水
含水量95.5%，
生津止渴

保护肠胃
含不溶性膳食纤维，
有益于肠道健康

保护视力
含丰富的维生素 A 和
β－胡萝卜素，能预
防眼盲症

其实白萝卜和胡萝卜都很有营养，只要吃得对，它们都是"小人参"。

西蓝花为什么要焯水？

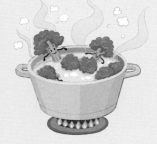

你看我的大"爆炸头"，
洗起来很麻烦，但滚烫的热
水可以把藏在我身上的虫
子、虫卵还有农药残留都洗
掉。所以在吃我之前，记得
让我洗个热水澡！

你知道吗？除了橙色，
胡萝卜还有紫、红、黄、
白这几个颜色。

○－○－○－○－○－○－○－○－○－○－○－○－○－○

西蓝花的储存小窍门

可以先在西蓝花上喷上少量的水，然后包装好放
到冰箱冷藏，这样做，西蓝花一般可以保存 7 天。

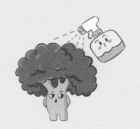

每日健康打卡

控糖 ▢　　蛋白质摄入 ▢

控油 ▢　　维生素摄入 ▢

控盐 ▢　　微量元素摄入 ▢

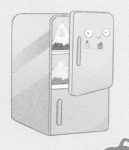

097

吃
桂花山药

P165

三色鸡丁

难易程度：★☆☆☆☆
营养价值：★★★★☆

蛋白质　维生素C　维生素A　胡萝卜素

开始做饭啦！

我体内的营养物质有助于保持好视力，是缓解视疲劳，加强眼部健康的好帮手！

主料

鸡胸肉 100g

胡萝卜 半根

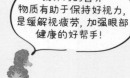
西蓝花 100g

配料

食用油 适量

盐 少许

白胡椒粉 少许

淀粉 2 茶匙

大葱 6g

1
鸡胸肉切成小粒，用白胡椒粉和淀粉腌制 10 分钟。

2
西蓝花洗净，撕成小朵，焯水备用；胡萝卜切成小粒；大葱切成葱末。

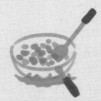

3
起锅烧油，待油温五成热时，放入鸡胸肉，炒至变色后盛出。

4
锅中留底油，放入葱末煸出香味，然后放入胡萝卜翻炒 1 分钟。

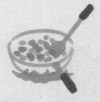

5
再将西蓝花、鸡胸肉放入，加适量盐，翻炒均匀后出锅即可。

为什么大家都选鸡胸肉？

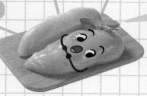

补充人体所需蛋白，提升免疫力

保护心血管

改善记忆力

顾名思义，我是鸡胸脯上最大的两块肉，在营养界大有名气！我的营养成分非常多，有容易被人体吸收的蛋白质、不饱和脂肪酸，还有咪唑二肽呢！

⚠️ **注意！** 要从正规途径购买鸡胸肉。

肉菜做得鲜嫩可口，原因竟是这样！

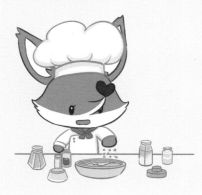

发现了吗，很多肉菜开始制作之前都会用胡椒和淀粉提前腌制，别小瞧这一步，它直接决定了肉的鲜美程度！

胡椒含的胡椒碱以及芳香油等成分可以去腥、解油腻、助消化，大部分肉类食材只要加上它，口感就能提升好几倍！

淀粉的碱性成分可以提高鸡肉的含水量，用淀粉腌制过的鸡肉吃起来格外爽口、嫩滑。

黑胡椒和白胡椒有什么不同？

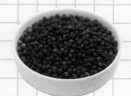

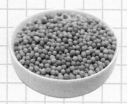

我是胡椒自然阴干而成；味道辛辣、浓烈；适合深色菜系。

我的味道比黑胡椒还要辛辣，很适合用来给肉去腥或者炖汤哟。

每日健康打卡

控糖		蛋白质摄入	
控油		维生素摄入	
控盐		微量元素摄入	

吃
小兔子
奶黄包
P202

我再也不用三天两头
去医院了！

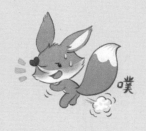

开始做饭啦！

牛肉什锦蔬菜汤

难易程度：★★★☆☆　　营养价值：★★★★☆

蛋白质　　维生素 B$_6$　　膳食纤维　　维生素 C

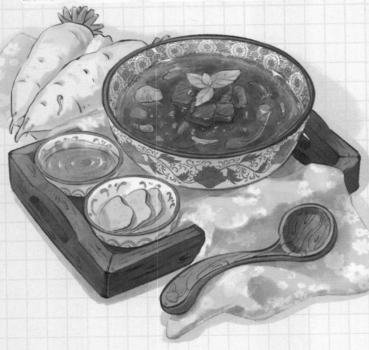

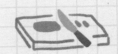

1

牛骨剁成段，白萝卜切块；牛骨、白萝卜、葱段、姜片一起煲成汤。

2

瘦牛肉切块，香芹切小段，油菜切丝，番茄去皮切小块。

3

烧一锅水，水开后下牛肉，1 分钟后捞出。

主料

> 我有人体需要的蛋白质和维生素 B$_6$，吃了可以帮人们提高免疫力哟！

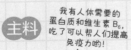 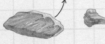

瘦牛肉 50g　　牛骨 250g

番茄 200g　　油菜 2 颗

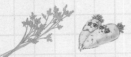

香芹 50g　　白萝卜 100g

配料

 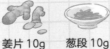

姜片 10g　　葱段 10g

香油 适量　　盐 少许

4

把牛骨汤的料捞出，汤中下牛肉、番茄煮 10 分钟。

5

撒入香芹、油菜，加入盐调味，滴入香油即可。

我来自己种芹菜！

芹菜长得就像一棵大号的香菜，其实它们还真是亲戚关系。而且芹菜和香菜一样，也有很独特的香味，所以不爱吃香菜的人，可能也不爱吃芹菜！

1 于芹菜根部上方约 2 寸处切段。

2 将根部放入浅碗或者其他容器中。

3 加水，水位保持在 2 ~ 3cm 左右。

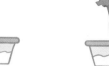

4 经过 1 周左右，芹菜持续生长。

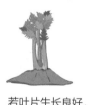

5 若叶片生长良好，可以移植至土壤中。

原来我还可以这样养。

为什么要"冬吃萝卜"？

我有"冬日人参"的称号。因为冬天的我，经过霜冻的洗礼，营养成分更加丰富，口感也更加鲜美，可以给身体带来满满的能量。而且冬天的时候，大家容易感到寒冷，吃一口辛辣爽脆的我，可以赶跑寒气。

◇ ✿ ☆ ◇ ♡ ◇ ☆ ✿ ♡

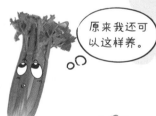

萝卜也有文化

萝卜青菜——各有所爱
空心萝卜——中看不中用
黑心萝卜——坏透了
冬吃萝卜夏吃姜，不用医生开药方
熟登甘似芋，生荐脆如梨。——[元]许有壬

每日健康打卡

控糖	▢	蛋白质摄入	▢
控油	▢	维生素摄入	▢
控盐	▢	微量元素摄入	▢

吃
坚果藜麦沙拉
P228

胡萝卜蛋炒饭

难易程度：★☆☆☆☆　　营养价值：★★★☆☆

胡萝卜素　蛋白质　维生素C

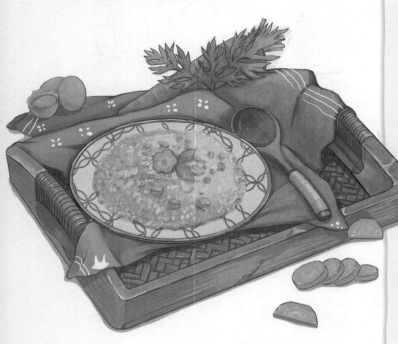

主料

 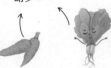

我们都有很丰富的
胡萝卜素！

米饭 200g　　鸡蛋 2 个　　胡萝卜 20g　　菠菜 20g

配料

食用油 适量　　盐 少许　　葱花 适量

开始做饭啦！

1

胡萝卜去皮切丁，菠菜焯水切碎，鸡蛋打散成蛋液。

2

油锅烧热，放蛋液炒散，盛出。

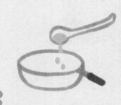

3

另起油锅烧热，爆香葱花。

4

加入米饭、胡萝卜丁、菠菜碎、鸡蛋翻炒，加盐调味即可。

炒饭的花式做法，总有一款适合你！

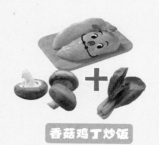

香菇鸡丁炒饭

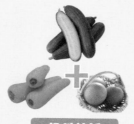

扬州炒饭

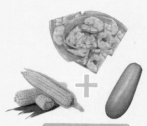

虾仁什锦炒饭

其他炒饭

青椒 + 火腿肠 + 鸡蛋 = 青椒火腿炒饭

虾仁 + 香菇 + 胡萝卜 = 五彩虾仁炒饭

猪肉 + 胡萝卜 + 鸡蛋 = 蛋黄肉末炒饭

……

蛋炒饭好吃的秘诀

> 蛋炒饭的量可以根据吃饭人的具体饭量调整。蛋炒饭这么好吃，可不能浪费！

很重要!

△ 要用偏硬一些的米饭，这样炒出来的饭，粒粒分明。

○ 鸡蛋要少，蛋不能比饭多，不然不好吃。

◇ 在蛋液里加少量盐会让咸味比较均匀。

▢ 用动物油炒比用植物油炒好吃。

△ 撒上葱花，饭会更香。

○ 根据口味偏好，可以加入火腿肠碎、尖椒末、青豆这类小食，但不要太复杂，加的东西太多会盖住蛋炒饭的蛋香和米香。

◇ 加点酱油上色，炒出来的蛋炒饭会更好看，让人一看就想吃。

▢ 不要加味精，蛋和饭的味道已经足够香了。

每日健康打卡

控糖		蛋白质摄入	
控油		维生素摄入	
控盐		微量元素摄入	

吃

蒸茄泥

P170

菌菇腐皮卷

难易程度：★★☆☆☆
营养价值：★★★★☆

蛋白质　氨基酸　维生素 B_3

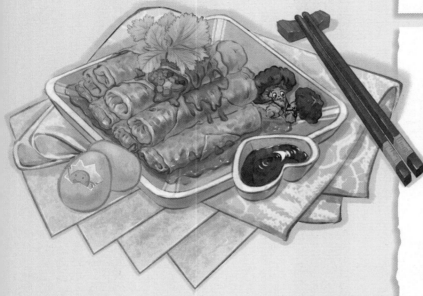

开始做饭啦！

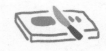

1
木耳、香菇、杏鲍菇、胡萝卜切末，蛋液中加 1 茶匙清水。

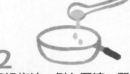

2
起锅烧油，倒入蛋液，翻炒至碎粒状。

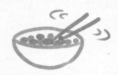

3
所有食材放进大碗中，加入所有配料，调成馅料。

4
豆腐皮切成长方块，取适量馅料放在腐皮中间，包裹成春卷状。

5
放入蒸锅中，上汽后再蒸 8~10 分钟即可。

主料

豆腐皮 适量

香菇 40g

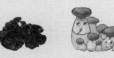
木耳 20g

杏鲍菇 100g

胡萝卜 50g

鸡蛋 2 个

配料

姜末 5g

葱末 10g

白糖 1 茶匙

五香粉 1 茶匙

食用油 适量

生抽 1 茶匙

蚝油 1 茶匙

豆腐皮能用腐竹来代替吗？

不能。我们虽然名字很相似，但却不一样。我们豆制品家族十分庞大，哪怕只是做法上稍微有所变动，口感和营养都会大相径庭。一起来看一看我们之间的区别吧。

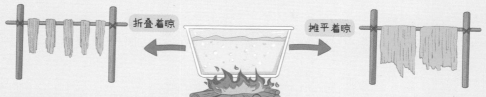

折叠着晾

摊平着晾

豆浆煮沸静置，表面会有层油膜，挑起来晾干。

我是腐竹，看我俩的制作步骤就知道我俩只是长得不一样、口感不同而已。我更适合用来红烧、炒菜等，不能摊平来包裹东西。

我是豆腐皮，也叫腐皮。我能把其他食材包裹起来。因此我适合用来凉拌、做裹卷等。

酷飒深沉的黑色食物，你了解多少？

我很丑，但是我富含营养元素！我跟其他的真菌类食物一样，生长在腐朽的树木上。我颜色深是因为我体内含有天然黑色素以及丰富的铁元素，能够改善营养性贫血。别再以貌取菜啦，我们黑色系食物有丰富的"内涵"。快选一款吧！

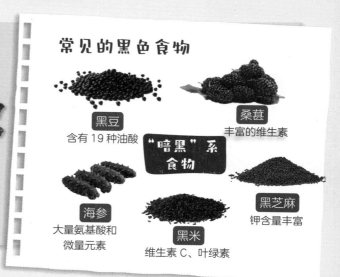

常见的黑色食物

黑豆
含有 19 种油酸

桑葚
丰富的维生素

"暗黑"系食物

海参
大量氨基酸和微量元素

黑米
维生素 C、叶绿素

黑芝麻
钾含量丰富

五香粉不止 5 种原料！

"五香粉"中的"五"是中国人对酸、甜、苦、辣、咸五味要求的平衡，并不是指五种材料。五香粉种类繁多，各种口味应有尽有，最基础的配料有花椒、肉桂、八角、丁香、小茴香籽。今天给大家推荐几种不同口味的搭配，大家可以根据喜好在家自己调配。

通用五香粉： 八角 40g、桂皮 20g、花椒 32g、小茴香 18g、丁香 6g

适用于素菜： 八角 20g、桂皮 15g、花椒 13g、小茴香 15g、丁香 2g、草果 7g、砂仁 5g、白蔻 5g、白芷 3g、甘草 15g

每日健康打卡

控糖		蛋白质摄入	
控油		维生素摄入	
控盐		微量元素摄入	

吃
菠菜鸡蛋卷
P040

低糖高蛋白，"豆中之王"的魅力

番茄鸡炖鹰嘴豆

难易程度：★★☆☆☆　　营养价值：★★★★☆

蛋白质　维生素 C　膳食纤维

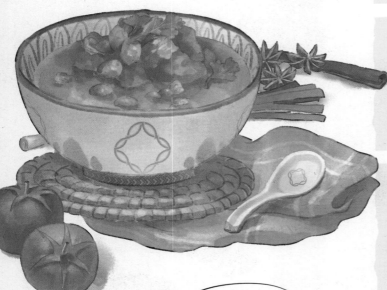

主料

鸡腿 1 个　　番茄 1 个　　鹰嘴豆 30g

> 虽然我名字怪异，但我的蛋白质含量和人体吸收率在豆界是最高的。我是"豆中之王"！

配料

食用油 适量　　盐 2g　　香菜 适量　　黑胡椒粉 1 茶匙　　洋葱 1/4 个

开始做饭啦！

1

鹰嘴豆浸泡 4 小时以上；洋葱切丝，番茄切块，香菜切段。

2

鸡腿去皮、去骨，斩成小块，鸡块焯水。

3

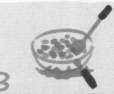
起锅烧油，加洋葱炒出香味，加番茄炒出红汤。

4

加鹰嘴豆和鸡块，加温水没过食材表面，炖煮半小时。

5

出锅前放入适量盐和黑胡椒粉，撒上香菜即可。

108

鹰嘴豆为什么被称为地中海饮食的明星食材？

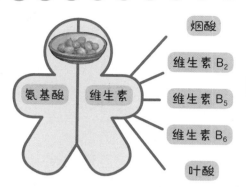

烟酸

维生素 B₂

氨基酸 维生素

维生素 B₅

维生素 B₆

叶酸

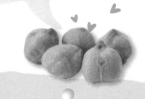

我原产于地中海附近，体内纯蛋白质含量超过 28%，吃后不仅能提升免疫力，还能使血糖上升变慢，是很好的控糖食物。此外，我体内还富含多种氨基酸和维生素，吃 200g 就能补充每日所需的钙、铁、镁等矿物质，大家都很爱我！

植物蛋白与动物蛋白有什么不同？

区别	植物蛋白	动物蛋白
食品来源	豆类、米面、坚果等	肉、蛋、奶及奶制品、水产品
消化吸收	较动物蛋白难吸收	与人体本身的蛋白结构相似，更易被人体吸收，但不宜食用过多
推荐	大豆蛋白，含有人体所需的多种氨基酸	蛋制品、奶制品、奶、肉类及鱼、虾等营养价值高

鹰嘴豆的多种吃法

1. 香酥鹰嘴豆：休闲小零食，嘎嘣脆，健康解馋。

2. 鹰嘴豆粉：富含高蛋白，是植物奶的超级平替。

3. 鹰嘴沙拉：泡发煮熟，再搭配水果蔬菜，健身优秀晚餐。

种出"番茄的味道"

商家为了保证番茄在长途运输的过程中不腐坏，往往只能提前摘取，还没有成熟的番茄自然不够甜美。如果想吃到自然成熟又"番茄味"十足的番茄，可以试试在家自己种。

推荐几种好养又好吃的番茄种子：

★ 牛排番茄(弗洛伦萨)：果型大，味浓，鲜嫩多汁，皮微厚。

★ 红白兰地：沙瓤，果肉绵密，甜度较高，老式风味，还原小时候的味道。

★ 曼德勒：黄色，皮较厚，沙瓤，甜度较高，老式风味。

每日健康打卡

控糖		蛋白质摄入	
控油		维生素摄入	
控盐		微量元素摄入	

吃

黄瓜卷

三文鱼芋头三明治

难易程度：★☆☆☆☆　　营养价值：★★★☆☆

蛋白质　不饱和脂肪酸　微量元素　维生素C

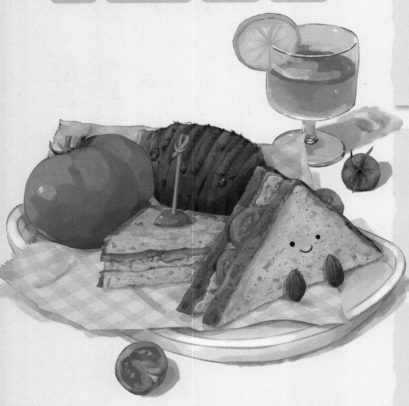

1
三文鱼洗净，上锅蒸熟，捣成泥；番茄洗净，切片。

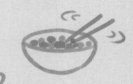

2
芋头上锅蒸熟，去皮，捣成泥，加入三文鱼泥拌匀。

3
全麦吐司对角切三角形，将做好的三文鱼芋泥涂抹在吐司上。

> 我身体里有一种黏液蛋白，在被人体吸收后能产生免疫球蛋白，提高抵抗力。

食材

全麦吐司 适量

番茄 1 个

三文鱼 100g

芋头 200g

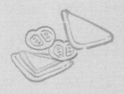

4
放上番茄片，盖上另一半全麦吐司即可。

芋头长在地里还是水里？

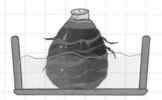

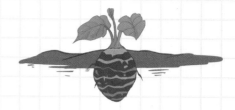

我既可以长在水里也可以长在地里。我喜欢暖和、水分充足的地方！

虽然我没有在水里，但是也请把我种在潮湿的地方。

⚠️ 小心！ 碰芋头之前记得 戴手套！

芋头的汁液里含有草酸碱之类的刺激性物质，人的皮肤碰到这些物质一般会感觉痒痒的，甚至会引起过敏。

千万别碰我！不然我可就不客气了！

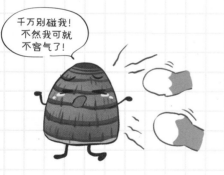

芋头中的王者——荔浦芋头

荔浦芋头
我吃起来是粉糯的，切面的花纹是紫色的！

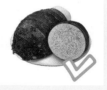 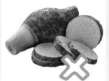

3 分钟前   ··

♡ 水芋头、米狐、毛芋头

毛芋头：谁叫你是皇家贡品，芋头里的"王者"呢。🌚
水芋头：对不起，我不是自愿冒充你的，实在是咱俩长得太像了，有人动了歪心思。😈

人为了"偷懒"能有多聪明？

很久以前，三明治还不是一种食物，只是英国东南部一个小镇的名字。镇上有一位伯爵，为了能一边吃饭一边玩纸牌，他让仆人做一种能让他单手拿起来吃的食物。于是，仆人便将蔬菜、鸡蛋和香肠夹在两片面包之间，伯爵觉得这种食物非常方便，便将这种食物取名为"三明治"。后来，这种制作、食用都很方便的美味就逐渐流行起来了。

每日健康打卡

控糖 ▢	蛋白质摄入 ▢	
控油 ▢	维生素摄入 ▢	
控盐 ▢	微量元素摄入 ▢	

吃
胡萝卜
蛋炒饭
P104

蛤蜊冬瓜汤

难易程度：★★☆☆☆
营养价值：★★★★☆

蛋白质　铁　锌　硒

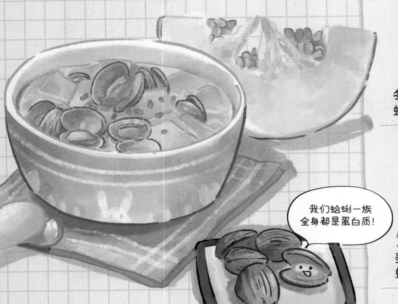

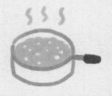
我们蛤蜊一族
全身都是蛋白质！

开始做饭啦！

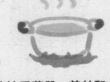

1
冬瓜去皮、去瓤，洗净、切片；
蛤蜊加盐泡 30 分钟去泥。

2
姜切成丝在清水中煮沸，放入蛤
蜊快速焯一遍水后捞出洗净。

3
少油炒香葱段、姜丝和大蒜，加
2 碗水，倒入冬瓜煮熟。

4
最后倒入蛤蜊，加枸杞煮 2 分钟
后加盐调味即可出锅。

主料

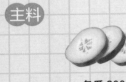

冬瓜 200g　　　蛤蜊 200g

配料

食用油 适量　　盐 少许　　大蒜 3 瓣　　葱段 少许

枸杞 10g　　姜 适量

112

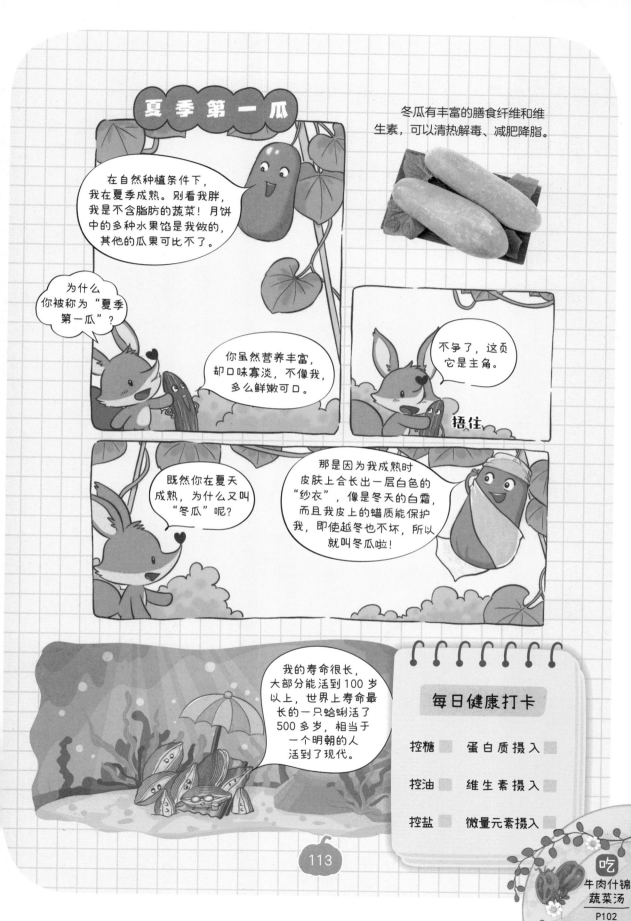

P102

芙蓉虾仁

难易程度：★☆☆☆☆　　营养价值：★★★★☆

蛋白质　氨基酸　镁　钠

> 这道菜里虽然只放了蛋清，但仍保留了60%的优质蛋白，不爱吃蛋黄的人有口福啦！

开始做饭啦！

1
虾仁洗净，加黑胡椒粉、料酒、盐腌制10分钟；打3个蛋清。

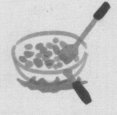

2
油锅烧热，待油温五成热时放入虾仁炒熟。

3
重新起锅烧油，锅中倒入蛋清，炒到稍微凝固。

4
加入虾仁和适量盐拌炒均匀，出锅前撒上葱花即可。

主料

虾仁 150g　　鸡蛋 3 个

配料

食用油 适量　盐 少许　料酒 适量　黑胡椒粉 10g　葱花 少许

如何快速分离蛋黄与蛋清？

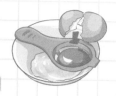

方法一

直接用漏勺将蛋清与蛋黄分离。

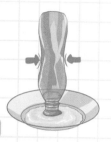

方法二

将塑料瓶身捏扁并对准蛋黄，松手，蛋黄就被吸进瓶中了。

芙蓉虾仁为什么只用蛋清？

我的口感滑嫩，与虾仁更配哟。此外，我体内钠和钾的含量比蛋黄高很多，而且一颗鸡蛋中 60% 的优质蛋白都在我的身体里，与虾仁搭配属于蛋白王者的强强联合。

⚠️ 注意！

在新鲜鸡蛋中，蛋清是透明无色的，如果你打出的蛋清泛着淡淡的青色，说明鸡蛋已经变质了，赶紧扔掉吧！

塑料瓶吸蛋黄包含了一个物理学原理，你知道是什么吗？

- ☐ 大气压强
- ☐ 杠杆原理
- ☐ 重力作用

参考答案：大气压强。

我们生活中的空气是流动的。我们先是把瓶子里的空气挤出去，再松开手时，新的空气进入瓶子里，顺带把蛋黄一起吸了进去。用吸管喝水、拔罐等也是运用了这个原理哟。

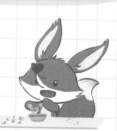

每日健康打卡

控糖		蛋白质摄入	
控油		维生素摄入	
控盐		微量元素摄入	

吃
番茄鸡炖鹰嘴豆
P108

儿童版大煮干丝

难易程度：★★☆☆☆　　营养价值：★★★★☆

蛋白质　氨基酸　铁　钙

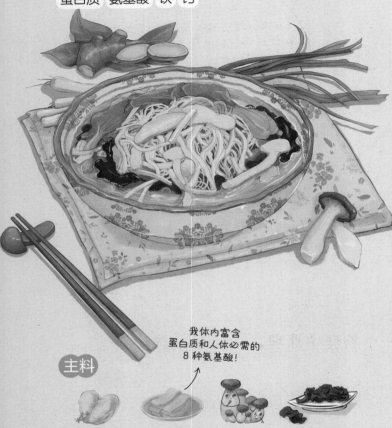

我体内富含
蛋白质和人体必需的
8 种氨基酸！

主料

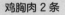

鸡胸肉 2 条　　干张 100g　　杏鲍菇 1 个　　干木耳 5g

小油菜 100g　　白萝卜 100g　　海米 5g

配料

姜片 5g　　葱段 10g　　盐 2g

开始做饭啦！

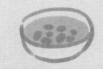

1

干木耳泡发，撕成小朵；干张、杏鲍菇切丝焯熟；白萝卜切丝；油菜洗净。

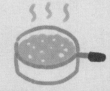

2

冷水放入葱段和姜片，沸腾后放入鸡胸肉煮熟。

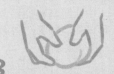

3

将煮好的鸡胸肉捶松，撕成细丝。

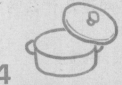

4

冷水中放入干张丝、鸡丝和海米，烧开后盖上锅盖煮 10 分钟。

5

放入杏鲍菇、白萝卜、小油菜和木耳，煮 3 分钟后放盐调味即可。

千张与豆腐有什么不一样?

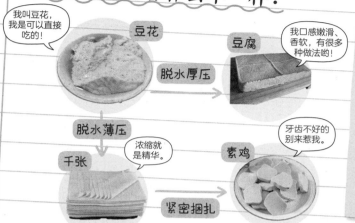

我叫豆花,我是可以直接吃的!

豆花

脱水厚压

豆腐

我口感嫩滑、香软,有很多种做法哟!

脱水薄压

千张

浓缩就是精华。

素鸡

牙齿不好的别来惹我。

紧密捆扎

看到了吧,千张可谓是浓缩版的豆腐,口感既不过硬也不过软。千张富含人体易吸收的蛋白质和卵磷脂,有助于提升免疫力,还能补充身体所需的钙质,让骨骼发育得更好!

杏仁的香味 + 鲍鱼的口感 = 杏鲍菇

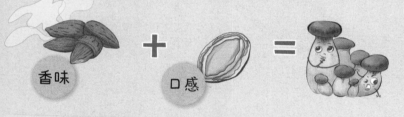

香味 + 口感 =

我的好处可不止味道和口感,作为一种菌类,我体内的蛋白质含量高达 25%,还含有 18 种氨基酸。

如何挑选新鲜的杏鲍菇?

　一看菌盖。当我的菌盖看起来饱满且向内收缩时,说明我刚长大,很新鲜;当我的菌盖向上翻起来,就说明我已经老了,营养元素开始流失。

　二闻味道。我身上自然散发着一股浓郁的杏仁香味;如果香味很淡,说明存放时间过久,不宜食用。

　三看长度。当我的体长在 15cm 左右时,营养和口味达到最佳,太大或太小都不太好。

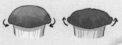

每日健康打卡

控糖 ☐　　蛋白质摄入 ☐

控油 ☐　　维生素摄入 ☐

控盐 ☐　　微量元素摄入 ☐

吃
菌菇
营养饭
P214

黄花菜瘦肉粥

难易程度：★★★☆☆　　营养价值：★★★★☆

蛋白质　胡萝卜素　维生素 C

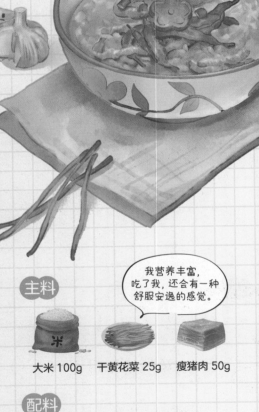

开始做饭啦！

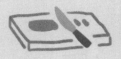

1

猪肉洗净，切丝；干黄花菜用温水泡发，切成小段；大米淘洗干净。

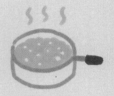

2

起锅烧水，放入大米，大火烧开，改中火。

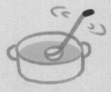

3

放入猪肉、黄花菜、姜末，煮至猪肉变熟，改小火熬至粥稠。

4

加盐、味精调味，撒上葱花即可。

> 我营养丰富，吃了我，还会有一种舒服安逸的感觉。

主料

大米 100g　　干黄花菜 25g　　瘦猪肉 50g

配料

盐 少许　　味精 适量　　葱花 适量　　姜末 适量

古人也爱黄花菜

苏东坡
今天也是喜欢黄花菜的一天

苏东坡
大家来看看我给黄花菜写的诗：莫道农家无宝玉，遍地黄花是金针。

黄花菜不凉
不愧是大才子，写得真好！

黄花菜不凉
我听说，有些地方的宴席最后一道菜是黄花菜

黄花菜不凉
如果有人在最后一道菜凉了才来，大家就会说"黄花菜都凉了"

米狐
其实黄花菜还叫"忘忧草"呢！

米狐
据说，黄花菜吃了可以让人忘记忧愁，所以叫它"忘忧草"。

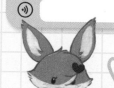

黄花菜虽然很有营养，但是不建议吃太多。一不小心吃了很多的话，可能会出现**恶心、呕吐、腹泻**等中毒症状。

黄花菜的两种吃法

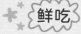**鲜吃**

 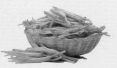

⚠️ **注意！**

新鲜的我体内有一种叫秋水仙碱的有毒物质。所以在吃我之前，一定要正确地处理：把我的花蕊去掉后，洗净，清水浸泡 20 ～ 30 分钟或直接放入沸水中焯烫 1 ～ 2 分钟。

干吃

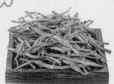

经过特殊处理，把我做成干货，我就可以在世界各地售卖啦！离我生长地远的人们，也能够尝到。

每日健康打卡

控糖		蛋白质摄入	
控油		维生素摄入	
控盐		微量元素摄入	

三文鱼芋头三明治 P110

吃

每天一个鸡蛋，小毛病都再见

蛋抱豆腐

难易程度：★★☆☆☆
营养价值：★★★★★

蛋白质　氨基酸　卵磷脂　钙

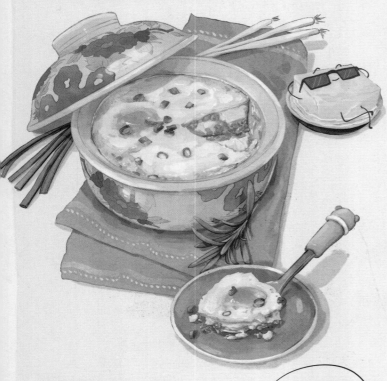

主料

> 豆腐也有南北之分，我们南豆腐洁白细嫩、口感细腻。

鸡蛋 2 个　　牛肉馅 50g　　南豆腐 1 块

配料

大葱末 5g　蚝油 适量　香葱末 适量　姜末 适量　白糖 少许

开始做饭啦！

1
把南豆腐放入淡盐水中浸泡 10 分钟，切片后均匀码在深碗中。

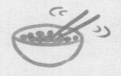

2
牛肉馅中加入白糖、五香粉、蚝油、大葱末和姜末拌匀。

3
将牛肉馅填入碗中，整理好，使其表面平整。

4
将整个鸡蛋磕在南豆腐上，冷水上锅，上汽后再蒸 15~20 分钟。

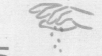

5
出锅后撒上香葱末即可。

银鱼蛋羹

难易程度：★☆☆☆☆　　营养价值：★★★☆☆

蛋白质　维生素 B₁　维生素 B₂　烟酸

开始做饭啦！

1

银鱼加姜丝和料酒腌制去腥；蛋液加盐打散，加入 1.5 倍的温水。

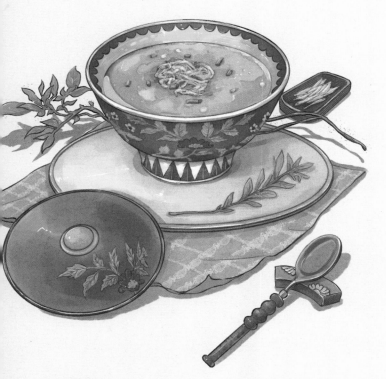

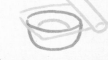

2

蛋液过一遍滤网，覆上保鲜膜，在保鲜膜上戳几个洞。

3

起锅烧水，水开后放入鸡蛋液，蒸 7 分钟后加入银鱼再蒸 4 分钟。

主料

银鱼 50g

鸡蛋 2 个

配料

料酒 适量

蒸鱼豉油 1 汤匙

香油 1 茶匙

盐 少许

葱花 适量

姜丝 适量

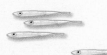

别看我小小一条，我可浑身都是营养，因为营养太全面了，大家都叫我"鱼中人参"呢！

4

出锅前撒上葱花，淋上蒸鱼豉油和香油即可。

121

吃
牛肉鲜虾蛋卷
P220

责怪我挑食前，
先翻开这里看看！

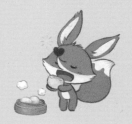

香菇南瓜炒饭盅

难易程度：★★★☆☆　营养价值：★★★☆☆

膳食纤维　蛋白质　维生素C　胡萝卜素

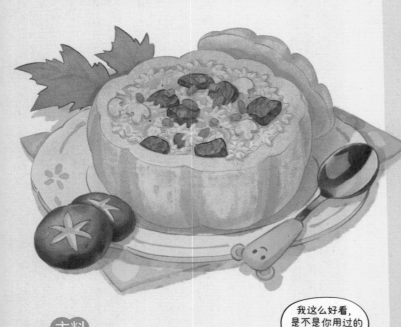

主料

米饭 100g　干香菇 5 朵　牛肉 50g　黄金小南瓜 1 个

> 我这么好看，是不是你用过的最漂亮的碗？

配料

虾皮 5g　香葱 2 根　干淀粉 2g　蚝油 5g

食用油 适量　盐 少许　枸杞 少许

开始做饭啦！

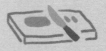

1
香菇切小丁，保留浸泡香菇的水；香葱切成葱花。

2
小南瓜洗净，切开顶部掏出种子；牛肉切小丁，加蚝油、干淀粉抓匀。

3
锅里倒油，放入腌制好的牛肉翻炒至变色。再放入香菇丁、枸杞继续翻炒，加入浸泡香菇的水到没过食材，焖煮 5 分钟。

4
倒入米饭，加入盐调味，加入虾皮、葱花，翻炒均匀。

5
做好的炒饭装到南瓜里，放入蒸屉，蒸 15 分钟即可。

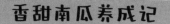
香甜南瓜养成记

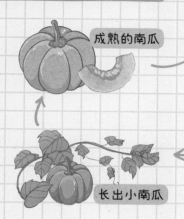

成熟的南瓜 → 南瓜子 → 发芽了

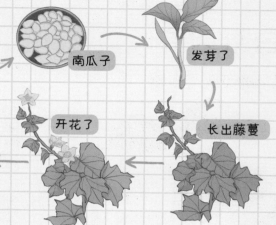

长出小南瓜 ← 开花了 ← 长出藤蔓

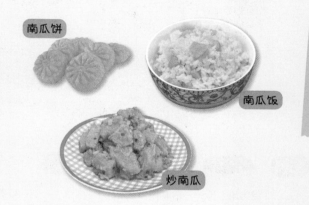

我还可以用来做香甜软糯的南瓜饼。蒸饭的时候，把我放进米饭里一起蒸也是一道香喷喷的菜。虽然我好吃，但也不能贪吃，如果天天吃、顿顿吃我的话，会变成"小黄人"哟！

南瓜饼

南瓜饭

炒南瓜

有冬瓜、西瓜、南瓜，为什么没有北瓜？

其实是有的，北瓜是我的亲戚，书上都叫它"笋瓜"。北瓜小兄弟也是一种很有营养的好瓜，它们不仅可以缓解夜盲症，还能给糖尿病人作食物。

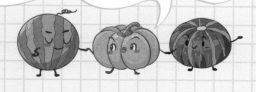

每日健康打卡

控糖		蛋白质摄入	
控油		维生素摄入	
控盐		微量元素摄入	

吃
樱桃奶香蛋糕
P190

我想吃点不一样的蔬菜！

蒸白菜肉卷

难易程度：★★☆☆☆
营养价值：★★★★☆

蛋白质　膳食纤维　钙　铁

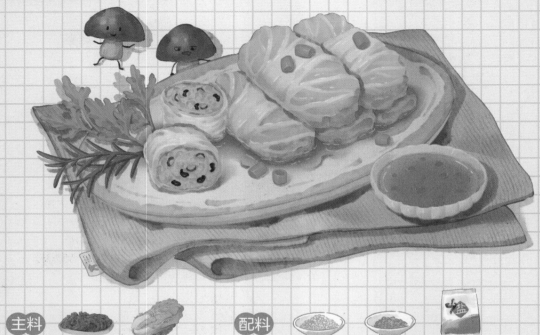

 主料

猪肉末 150g　白菜叶 适量

干香菇 4 朵　黑木耳 适量

 配料

蒜末 适量　葱花 适量　盐 少许

生抽 1 茶匙　香油 适量

开始做饭啦！

1

干香菇、黑木耳泡发切丁；
白菜叶焯水捞出，切成长片。

2

猪肉末加香菇、黑木耳、葱花、
蒜末、香油、生抽、盐拌成
肉馅。

3

将肉馅均匀地铺在菜叶上，
卷好后蒸 30 分钟即可。

为什么打霜后的白菜更甜?

我们体内含有大量的水分,当气温降到零度以下,水结冰了,我们会被冻死。为了保护自己,我们只能拼命增加体内的糖分,这样即使气温降到零度以下,我们的"血液"也不容易结冰,就能存活下来啦。

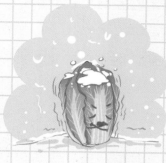

米狐小课堂

● 你知道"春初早韭,秋末晚菘"中的"菘"指的是什么吗?(单选)( )

A. 松树　B. 黑松露　C. 白菜

● 你知道白菜的别称都有哪些吗?(多选)( )

A. 百财　B. 北笋　C. 菘　D. 包菜　E. 黄矮菜

答案:1.C。 2.ABCE。

有古书记载:"菘性凌冬晚凋,四时常见,有松之操,故名菘。"意思是说白菜特别耐寒,一年四季都能长,就像松树一样不畏严寒,所以又名"菘"。苏东坡也曾赞美白菜:"白菘似羔豚,冒土出蟠掌。"直接将白菜与羊羔、熊掌相媲美,可见古人对白菜的喜爱。

白菜的国宴吃法——开水白菜

做法　取一棵白菜心洗净,焯水;白菜摆盘,加入熬制好的高汤(参考 73 页的步骤熬制高汤);加一些枸杞,覆盖上保鲜膜之后上锅蒸 15 分钟即可。

最初为清朝宫廷菜的"开水白菜",后来由川菜大师发扬光大,成为国宴上的一道精品。

每日健康打卡

控糖	蛋白质摄入
控油	维生素摄入
控盐	微量元素摄入

127

吃
滑蛋牛肉饭
P052

时蔬蛋包饭

难易程度：★★☆☆☆　营养价值：★★★★☆

蛋白质　维生素 C　维生素 K　植物纤维

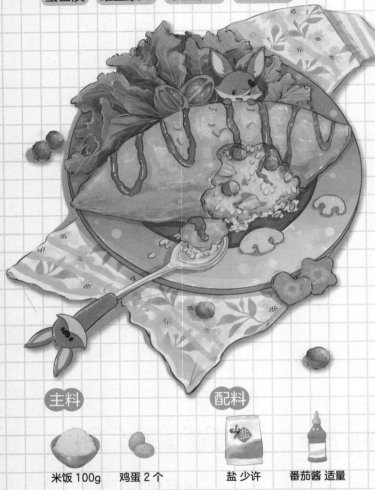

主料

米饭 100g　　鸡蛋 2 个

豌豆 30g　　胡萝卜 20g

鸡肉 50g　　口蘑 4 个

配料

盐 少许　　番茄酱 适量

葱花 少许

食用油 适量

白胡椒粉 2g

开始做饭啦！

1

鸡肉切丁，用白胡椒粉腌制片刻；胡萝卜、口蘑切小粒；豌豆焯熟。

2

鸡蛋打散成蛋液。起锅烧油，下葱花煸香；再下鸡肉翻炒至变色。

3

再放入胡萝卜粒、口蘑粒、豌豆、米饭和盐，翻炒均匀后盛出。

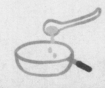

4

起锅烧油，将蛋液倒入并摊成蛋皮，将米饭铺在蛋皮中间。

5

蛋皮包住米饭，倒扣在盘子中，挤上番茄酱即可。

《诗经》里的美食

你知道《诗经》中"采薇采薇，薇亦作止"里的"薇"指的是什么食物吗？

答：这里面的"薇"指的是一种野豌豆，它的花很好看，但是种子不能吃！

《诗经》里还有很多美食。
比如：
桑葚——于嗟鸠兮，无食桑葚。
木瓜——投我以木瓜，报之以琼琚。
李子——丘中有李，彼留之子。
还有很多，快去书里找一找吧！

好吃的豆子们

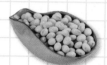

黄豆又叫大豆，一般用来做豆浆、豆腐、酱油、腐竹，或者榨成油。

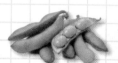

毛豆是新鲜的连荚大豆，可以用来炒菜，也可以卤着吃。

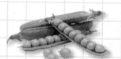

豌豆的豌豆荚、豌豆苗、豌豆仁都可以吃！

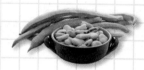

蚕豆，非常古老的一种美食，既可以磨成粉做成糕点等小吃，还可以做成好吃的怪味蚕豆。

口蘑的神仙吃法！

1. 准备一盘口蘑，清洗干净，把根取掉。

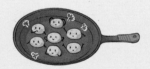

2. 口蘑倒扣在锅里，煎1分钟。

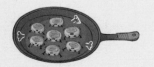

3. 然后翻面，等待每一个口蘑都蓄满汤汁。

4. 撒一点盐，鲜到极致的香煎口蘑就做好了！

每日健康打卡

控糖		蛋白质摄入	
控油		维生素摄入	
控盐		微量元素摄入	

吃
南瓜
"冰激凌"

P138

杂粮饼干

难易程度：★☆☆☆☆
营养价值：★★★☆☆

蛋白质　碳水化合物　膳食纤维

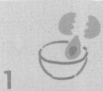

开始做饭啦！

1

鸡蛋打散成蛋液，加入适量食用油、白糖拌匀。

2

低筋面粉、玉米面、糯米面、黑芝麻、泡打粉、小苏打粉拌匀。

3

将蛋液和杂粮粉混合拌匀，揉成面团。

4

将大面团揉成一个个小圆团，并用模具定型。

主料

低筋面粉 50g　玉米面 50g　糯米面 50g　鸡蛋 3 个

配料

食用油 适量　小苏打粉 适量　黑芝麻 适量　泡打粉 适量　白糖 少许

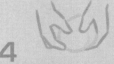

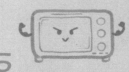

5

烤箱预热至180℃，放入饼干坯，烤18分钟即可。

面粉三胞胎，你会分辨、会用吗？

	高筋面粉	中筋面粉	低筋面粉
小麦蛋白含量	11.5% ~ 14%	9.5% ~ 11.5%	6.5% ~ 9.5%
变身后	面包、千层酥等	馒头等中式点心	戚风蛋糕等西点

想要的面粉可以试着自己配制！

中筋面粉 = 高筋面粉×1 + 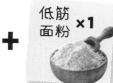 低筋面粉×1 = 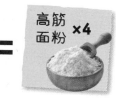 高筋面粉×4 + 玉米淀粉×1

低筋面粉 = 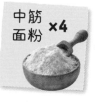 中筋面粉×4 + 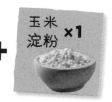 玉米淀粉×1 = 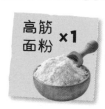 高筋面粉×1 + 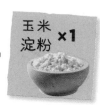 玉米淀粉×1

⚠️ 小心！面粉也会爆炸！

当空气中面粉浓度达到一定限度时，如果碰到一点小火星，就会发生燃烧，并引发爆炸！我们在用面粉做美食的时候，一定要防止粉尘扬洒，远离各种火源！

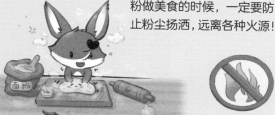

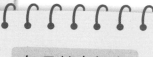

每日健康打卡

控糖 ☐	蛋白质摄入 ☐
控油 ☐	维生素摄入 ☐
控盐 ☐	微量元素摄入 ☐

131

香煎菠菜春卷

难易程度：★☆☆☆☆　　营养价值：★★★☆☆

蛋白质　胡萝卜素　维生素C

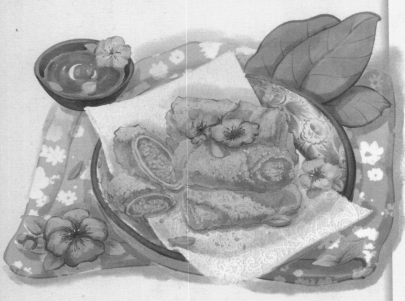

主料

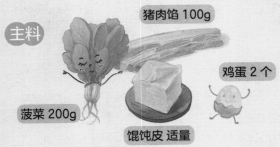

猪肉馅 100g

鸡蛋 2 个

菠菜 200g

馄饨皮 适量

配料

香葱 适量　姜 5g　面包糠 适量　盐 少许　食用油 少许　酱油 少许

132

开始做饭啦！

1
鸡蛋打散；菠菜加油、盐并焯软，挤干切碎；香葱切末；姜剁成蓉。

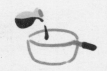

2
猪肉馅里加葱末、姜蓉、酱油。

3
再打入一个蛋，搅打成糊，放入菠菜碎拌匀。

4
馄饨皮上放肉馅，卷成春卷的形状，将所有食材卷完。

5
起锅烧油，春卷裹满蛋液，再裹一层面包糠，小火煎至金黄即可。

打开思路，做法更丰富

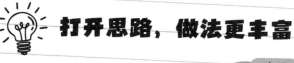

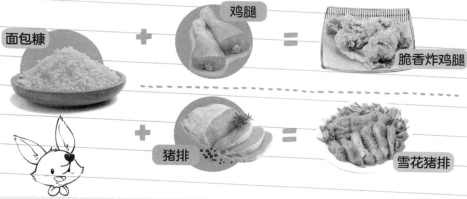

面包糠 + 鸡腿 = 脆香炸鸡腿

猪排 + = 雪花猪排

为什么裹上面包糠，大家就都馋哭了？

面包糠就是加工粉碎了的吐司面包。在煎或者炸的时候，裹上面包糠，食物就不容易焦了。煎炸过的面包糠又酥又香，包裹在里面的食物外酥里嫩，好吃到停不下来！

> 面包糠虽然好吃，但是营养单一，很容易油量超标，所以还是要适量吃哟！

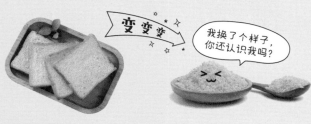

变变变

> 我换了个样子，你还认识我吗？

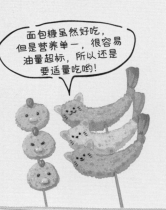

没有面包糠怎么办？10分钟搞定！

1. 准备一个馒头。
2. 馒头撕成小块，放进微波炉烤干。
3. 把烤好的馒头捏成碎屑就好啦！

每日健康打卡

控糖		蛋白质摄入	
控油		维生素摄入	
控盐		微量元素摄入	

吃
土豆滑蛋口袋三明治
P172

开始做饭啦！

多汁肉酱蝴蝶面

难易程度：★★☆☆☆　营养价值：★★★★☆

蛋白质　维生素C　有机酸　膳食纤维　铁

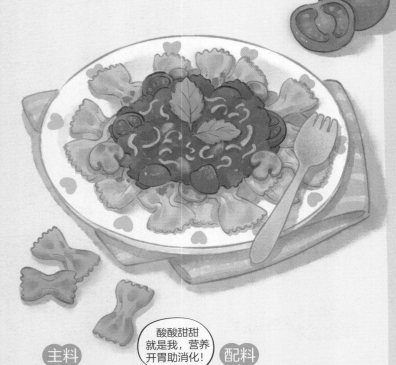

主料

酸酸甜甜就是我，营养开胃助消化！

配料

蝴蝶意面 100g　番茄 150g　　洋葱 15g　　大蒜 10g

牛肉馅 30g　　口蘑 5～6个　罗勒碎 2g　黑胡椒碎 1g

把我稍微切厚点，这样口感会更好！

食用油 适量　　盐 少许

1
番茄、洋葱切小粒；大蒜切成蒜末；口蘑切片并浸泡在清水中备用。

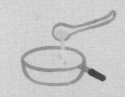

2
锅中倒油，待五成热时，放入洋葱粒和蒜末爆香。

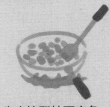

3
放入牛肉馅翻炒至变色，然后放入番茄粒，翻炒至出红汤。

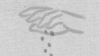

4
放入罗勒碎、口蘑、盐和黑胡椒碎，小火翻炒 5～8 分钟至酱料稀稠程度适中。

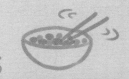

5
将蝴蝶意面煮熟后与做好的酱汁混合即可。

蝴蝶面不管怎么做都好吃！

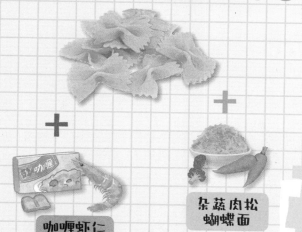

+

+

咖喱虾仁
蝴蝶面

杂蔬肉松
蝴蝶面

采摘的时候拍拍
我的头，我裙子里的
孢子就会掉在地上长
出新的蘑菇哟！

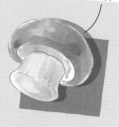

👑
美味蘑菇选手
报名表

属界： 真菌界

自我介绍： 别问我为什么要参加这个比赛，我不仅美味，还能散发出迷人的香气。我体内含有丰富的维生素D、微量元素硒，有助于人体健康。

特点： 味道鲜美、种类繁多、颜值高。

你没见过的调味料

罗勒叶

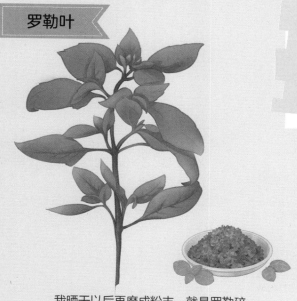

我晒干以后再磨成粉末，就是罗勒碎。
我能让食物变得香喷喷，把我吃进肚子里，
还能吓跑寄生虫！

每日健康打卡

控糖　　　蛋白质摄入

控油　　　维生素摄入

控盐　　　微量元素摄入

135

吃
鲫鱼
豆腐汤

P048

米饭的华丽变身，让你欲罢不能

开始做饭啦！

蟹味菇米饭披萨

难易程度：★★☆☆☆　　营养价值：★★★★☆

`蛋白质`　`维生素E`　`膳食纤维`　`钾`

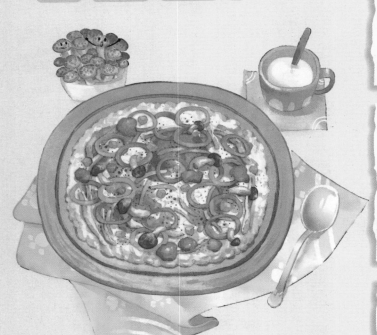

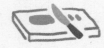

1
彩椒、洋葱切成圈，蟹味菇、火腿肠切丁，奶酪切碎。

2
烤箱预热；烤盘上抹一层黄油，倒入米饭，按平。

3
加盐、黑胡椒粉、蟹味菇丁、洋葱圈、小火腿肠丁、彩椒圈、奶酪碎。

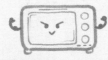

4
放进烤箱，180℃上下火，烤10分钟左右，取出后挤上番茄沙司即可。

主料

白米饭 1 碗

我能帮助人们增加食欲。专治挑食。

蟹味菇 50g

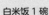
小火腿肠 2 根

洋葱 半个

彩椒 2 个

配料

盐 少许

番茄沙司 适量

奶酪 1 片

黑胡椒粉 少许

黄油 适量

136

蟹味菇跟螃蟹是亲戚吗？

我俩没有一点儿亲戚关系，只不过有人觉得我吃起来有一股海蟹的味道，因此把我叫作蟹味菇，还有人因为我身上的这股海鲜味把我叫作海鲜菇呢！

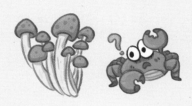

我还有另外一个名字叫"斑玉蕈"。当我成熟时，我的菌盖上会有网状的斑纹，这也是判断我健壮与否的重要标志哟。

钾
423mg/100g

维生素E
99.5mg/100g

蛋白质
2.9g/100g

膳食纤维
2.2g/100g

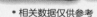

* 相关数据仅供参考

不同颜色的洋葱的不同吃法

 炒菜　 生吃　 生吃

 馅料　　　　爆炒　　　　凉拌

　　　 炖汤　　 沙拉

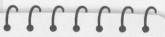

每日健康打卡

控糖 ▢　蛋白质摄入 ▢

控油 ▢　维生素摄入 ▢

控盐 ▢　微量元素摄入 ▢

137

吃
鱼丸粗面

吃这个"冰激凌"，再也不怕肚子痛啦！

南瓜"冰激凌"

难易程度： ★★☆☆☆ **营养价值：** ★★★★☆

维生素 C | 膳食纤维 | 钙 | 磷 | 钾

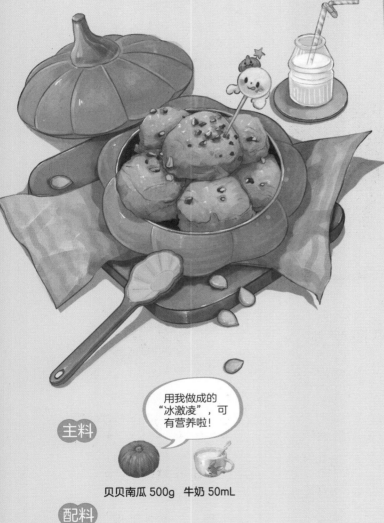

用我做成的
"冰激凌"，可
有营养啦！

 主料

贝贝南瓜 500g 牛奶 50mL

 配料

黄油 5g 坚果碎 5g

开始做饭啦！

1

贝贝南瓜去籽，上锅蒸至熟透。

2

放温后去皮，取出南瓜肉，放入大碗里。

3

南瓜肉趁热加黄油压碎，加入牛奶，搅拌均匀。

4

用冰激凌勺子将南瓜泥挖成球状，放入准备好的容器内。

5

在南瓜球上撒上坚果碎即可。

138

真假贝贝南瓜，你能认得出吗？

我的个子很小，大概只比你的拳头大那么一点点。

我身上有很明显的一道一道的瓜棱，瓜棱是浅绿色的，其他部分是深绿色的，一眼就能看出来。

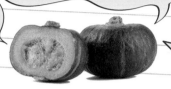

我融合了板栗和红薯的香味，营养价值高，不要再把我选错啦！

适合孩子脾胃的"迷你"食物

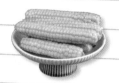

手指玉米

我虽然个头小，但玉米粒颗颗饱满，软糯可口，甜度较低，老少皆宜，真的很方便！

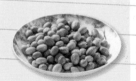

拇指西瓜

虽然我叫"拇指西瓜"，却是黄瓜的一种，洗干净后可以连果皮一起吃，很适合用来做蔬菜沙拉。

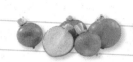

樱桃萝卜

我不仅长得跟大樱桃相似，口感也非常脆爽鲜美，即可烹饪也可生吃。常有人用我来做泡菜，酸爽可口，值得一试！

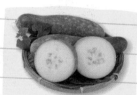

迷你冬瓜

我肉厚汁多，口感香甜清脆，跟大冬瓜一样耐储存。自从有了我，再也不用担心冬瓜吃不完了！

最适合囤货的蔬菜——南瓜

我们的表皮厚实坚硬，不仅能够延缓水分的流失，还在一定程度上抑制了果肉的呼吸，防止氧化变质，因此，当我们成熟后，即使存放很久也不会腐烂。

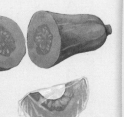

小提示

大南瓜一次性吃不完怎么办？用保鲜膜包裹住切口，下次使用时，切掉切口处 1~2cm 的瓜肉即可。

每日健康打卡

控糖	☐	蛋白质摄入	☐
控油	☐	维生素摄入	☐
控盐	☐	微量元素摄入	☐

139

吃

紫菜包饭

P143

孩子不爱吃蔬菜？这样组合很难不爱

秋葵酿虾

难易程度：★★☆☆☆
营养价值：★★★★☆

蛋白质　维生素A　胡萝卜素

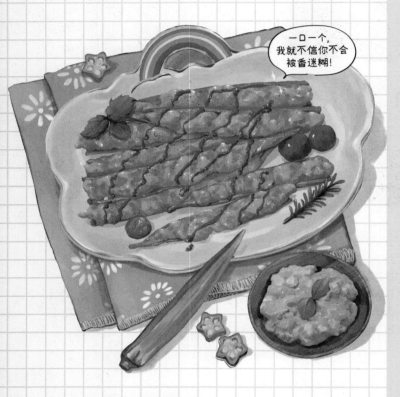

一口一个，我就不信你不会被香迷糊！

开始做饭啦！

1
胡萝卜搅碎，秋葵对半切、焯水。

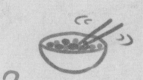

2
虾滑加入胡萝卜碎、盐、黑胡椒粉搅拌均匀，装入裱花袋。

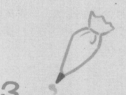

3
虾滑挤入秋葵，秋葵裹上淀粉。

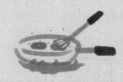

4
锅底烧油，有虾滑的一面下锅，煎至变色，翻面煎熟即可。

虽然我长得像辣椒，但是可比辣椒甜多了，还可以拉丝！

主料

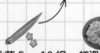

秋葵 5～10 根　　虾滑 150g　　胡萝卜 1 根

配料

盐 少许　黑胡椒粉 适量　淀粉 适量　食用油 适量

揭开秋葵的"真面目"

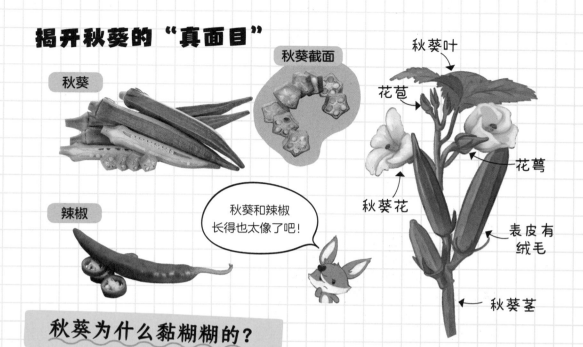

秋葵截面

秋葵

辣椒

秋葵和辣椒
长得也太像了吧！

秋葵叶

花苞

花萼

秋葵花

表皮有
绒毛

秋葵茎

秋葵为什么黏糊糊的？

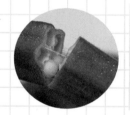

秋葵的黏液其实是它的营养精华，里面有果胶、黏性糖蛋白、维生素 A、钾等营养物质。

你见过红色的秋葵吗？

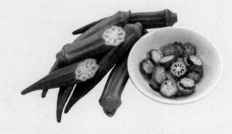

我也是秋葵家族的一员，一般生活在北方。我也是可以吃的，而且营养价值也很高！

每日健康打卡

控糖　　蛋白质摄入

控油　　维生素摄入

控盐　　微量元素摄入

141

吃
家常肉末
卤面
P180

抓住孩子们胃的多巴胺美食

彩椒三文鱼串

难易程度：★☆☆☆☆　　营养价值：★★★★☆

蛋白质　DHA　维生素C　维生素A　纤维素

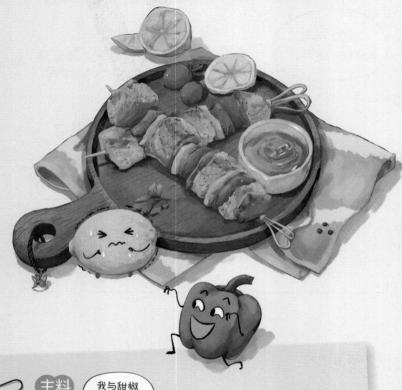

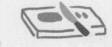

开始做饭啦！

1
三文鱼、青椒、红甜椒、黄甜椒洗净切块。

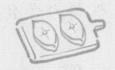

2
三文鱼块加柠檬汁、少许盐、蜂蜜腌制15分钟。

3
用竹签将三文鱼块、青椒块和甜椒块依次间隔着串好。

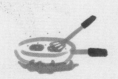

4
起锅烧油，放入三文鱼串，煎炸至三文鱼变色，撒上黑胡椒粉即可。

主料

我与甜椒是绝佳搭档。

三文鱼 150g　青椒、黄甜椒、红甜椒 各半个

配料

蜂蜜 适量　柠檬1个　黑胡椒粉10g　盐 少许　橄榄油1汤匙

142

紫菜包饭

难易程度：★☆☆☆☆　营养价值：★★★☆☆

蛋白质　维生素 A　不饱和脂肪酸

火腿肠 1 根

肉松 适量

米饭 适量

胡萝卜 1 根

紫菜 适量

黄瓜 1 根

配料

沙拉酱 适量　番茄酱 适量

开始做饭啦！

1

黄瓜、胡萝卜去皮，洗净，切条；火腿肠切条。

2

取一片紫菜，均匀地铺上米饭。

3

放上黄瓜条、火腿肠条、胡萝卜条、肉松。

4

淋上沙拉酱、番茄酱，卷起，切块即可。

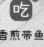

吃

香煎带鱼

P074

别人感冒要病7天，
我为什么3天就好了？

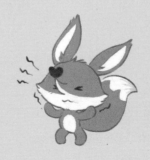

川贝炖梨

难易程度：★☆☆☆☆
营养价值：★★★☆☆

蛋白质　碳水化合物　膳食纤维

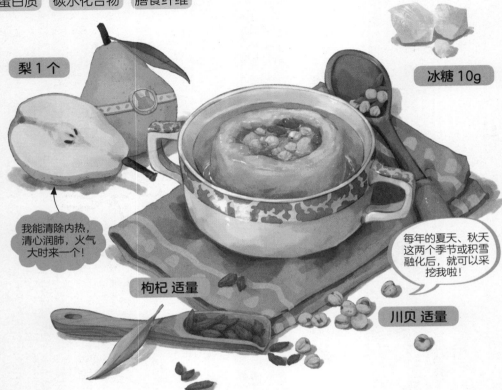

梨 1 个

冰糖 10g

我能清除内热，清心润肺，火气大时来一个！

每年的夏天、秋天这两个季节或积雪融化后，就可以采挖我啦！

枸杞 适量

川贝 适量

开始做饭啦！

1

川贝、枸杞洗净。

2

梨洗净、去皮，切下蒂部作盖子，挖去梨核。

3

冷水上锅，将冰糖、川贝、枸杞一起放入梨中，蒸 40 分钟即可。

146

梨也分男女？一招教你区分梨的性别

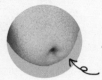

这是梨先生！

肚脐眼鼓出来的是梨先生。梨先生外皮比较粗糙，吃起来有较大的颗粒感。

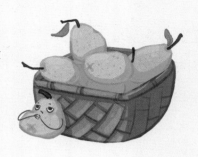

肚脐眼凹进去的是梨小姐。梨小姐汁水丰沛，口感细腻。

这是梨小姐！

一梨润三秋，不同的梨该怎么吃？

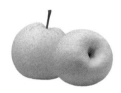

雪花梨：食疗首选

我能够更好地清心润肺、化痰止咳，炖煮食疗时就选我吧。

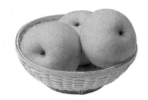

秋月梨：一口爆汁

我的汁水丰沛、甘甜，肉质细腻，适合榨汁，爱喝梨汁的人有口福啦！

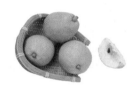

香梨：甜又香

别看我果实小，我的糖度很高，口感酥脆无渣，香味十分浓郁，生吃超棒。

如何在家自制川贝枇杷膏？

用料：

枇杷叶	适量
川 贝	7g
罗汉果	2 个
陈 皮	适量
雪 梨	适量
黄冰糖	适量

步骤：

1. 将枇杷叶洗净、切段；将川贝磨成粉。

2. 将枇杷叶、川贝、罗汉果、陈皮、雪梨、冰糖放入锅中，加入 5L 水熬制 40 分钟即可。

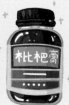

每日健康打卡

控糖 ☐	蛋白质摄入 ☐
控油 ☐	维生素摄入 ☐
控盐 ☐	微量元素摄入 ☐

吃

五彩藕片

天气干燥，总是上火
试试这道清甜脆爽的美食

五彩藕片

难易程度：★★☆☆☆　营养价值：★★★★☆

维生素 C　维生素 A　维生素 K

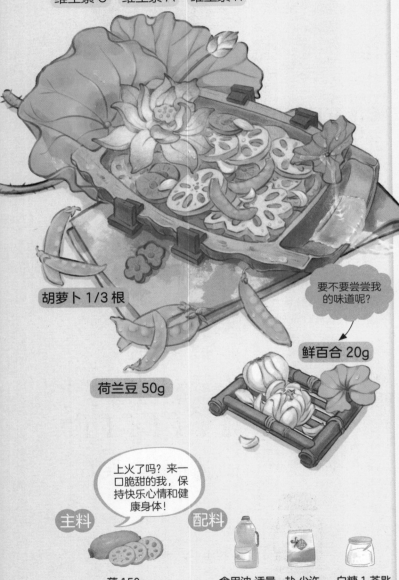

胡萝卜 1/3 根

要不要尝尝我的味道呢？

鲜百合 20g

荷兰豆 50g

上火了吗？来一口脆甜的我，保持快乐心情和健康身体！

主料

藕 150g

配料

食用油 适量　盐 少许　白糖 1 茶匙

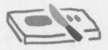

1
胡萝卜、藕去皮，切成薄片；荷兰豆择去老筋；鲜百合掰成瓣。

2
藕片焯烫备用；起锅烧油，下胡萝卜片翻炒。

3
放入藕片和荷兰豆，继续翻炒至荷兰豆颜色变深。

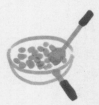

4
放入鲜百合、盐、白糖，翻炒均匀即可。

148

莲藕全家都是宝

荷花

看到我，是不是就挪不动脚了？如果你非要吃的话，我也是可以吃的。

莲蓬

我的蓬蓬里，长着清甜的莲子，莲子可以生吃，也可以用来熬汤、煮粥。

荷叶

你吃过荷叶鸡吗？用我包着做出来的肉，格外香！

藕带

我其实是还没长大的藕，我的水分很充足，除了炒着吃，我还可以被做成泡菜。

莲藕

我其实是根，不是果实。我既可以炒着吃，又可以凉拌，还可以煲汤哟！

我们吃的是百合的哪个部位？

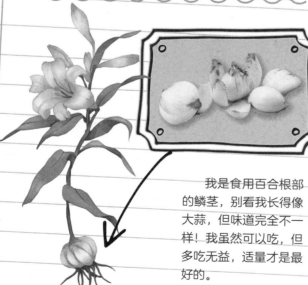

我是食用百合根部的鳞茎，别看我长得像大蒜，但味道完全不一样！我虽然可以吃，但多吃无益，适量才是最好的。

荷兰豆又叫"中国豆"？

其实……我出生在泰国，荷兰人把我带到了中国，所以叫"荷兰豆"。后来我在中国长得太好了，又被出口到了其他国家，就有了"中国豆"这个名字。

每日健康打卡

控糖 ▢　　蛋白质摄入 ▢

控油 ▢　　维生素摄入 ▢

控盐 ▢　　微量元素摄入 ▢

吃
迷你鸡蛋
小汉堡
P033

三豆饮 难易程度：★☆☆☆☆ 营养价值：★★☆☆☆

维生素 E　维生素 B₉　膳食纤维

> 天气真热啊，还好有我，清热解暑小能手！

绿豆 50g

黑豆 50g

> 天气一热，是不是吃了东西感觉很难消化？试试我！

赤小豆 50g

开始做饭啦！

1
将赤小豆、黑豆、绿豆洗净，清水浸泡 30 分钟左右。

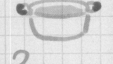

2
煮锅中加入 1000mL 清水，将豆子放入。

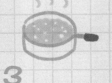

3
煮沸 15 ~ 20 分钟。

4
晾温后饮用即可。

米狐小课堂 ● 赤小豆是红豆吗？ 　是☐　 不是☑

赤小豆

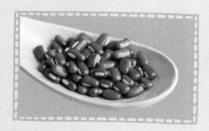

我可比红豆长多了，呈长长的圆柱形。

我比红豆硬很多，一般很难煮烂，煮完以后，我还是颗粒分明的！所以我适合用来煮粥、煲汤。

我含有丰富的蛋白质、碳水化合物和多种维生素。

红豆

（学名：赤豆）

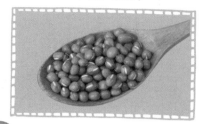

我长得很圆润，矮矮胖胖的，呈椭圆形。

我比较容易煮开花，煮完以后的口感特别软糯，还有豆子的清香。所以我很适合用来做糕点类零食。

我富含蛋白质、膳食纤维、叶酸以及维生素 A 等营养成分。

绿豆变身记

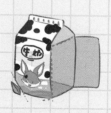

1. 将喝完的牛奶盒清洗干净，剪开一个侧面，分别在底部其余的两个角剪一个洞。

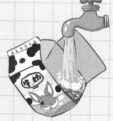

2. 放入一小把绿豆，每天早晚用清水冲绿豆 1 ~ 2 次。一周后，绿豆就变成豆芽啦！

每日健康打卡

控糖 ☐	蛋白质摄入 ☐
控油 ☐	维生素摄入 ☐
控盐 ☐	微量元素摄入 ☐

151

吃

蛋抱豆腐

P120

蒸柚子鸡

难易程度：★☆☆☆☆
营养价值：★★★★☆

蛋白质　维生素C　钾

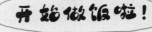

开始做饭啦！

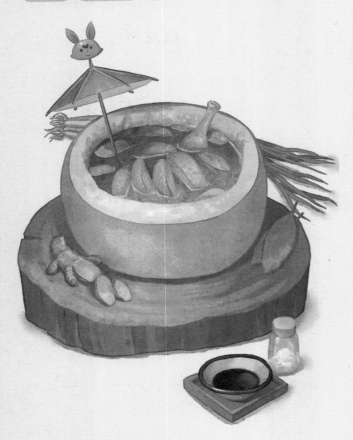

我的皮可以做成多种美食，不要浪费哟！

主料

柚子1个　　仔鸡1只

1

将仔鸡处理干净，切块。

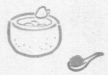

2

将柚子切开顶盖，去瓤。

3

将鸡块塞入柚子皮内，盖上顶盖。

4

隔水蒸3小时左右后，加盐调味即可。

为什么一定要用仔鸡?

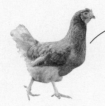

虽然我比成年鸡小,但我的蛋白质很多,也没有很复杂的身体组织,所以营养很容易被人体吸收。而且经过蒸、煮以后,我的肉会变得细嫩、松软可口。

米狐小科普

所有的食物都只能辅助治疗,要想身体健康,还是要在日常养成健康的生活习惯哟!

不同的鸡有不同的烹饪方式

竹丝鸡	虫草花炖竹丝鸡、黄芪炖竹丝鸡	走地鸡	花胶鸡、黄焖鸡、口水鸡
胡须鸡	炭火鸡煲、枸杞胡须鸡汤	三黄鸡	红烧鸡、烤鸡
山草鸡	烤鸡、砂锅炖鸡	黄油母鸡	三杯鸡、大盘鸡、辣子鸡
桔园鸡	红烧鸡、蒜香鸡肉煲	乌鸡	乌鸡煲、石锅韭香乌鸡、乌鸡汤

柚子浑身都是宝

放在柜子的角落或者米缸里,可以防虫,不过要 2 ～ 3 天更换一次!

放在冰箱或者鞋子里,清除异味、清新空气。

放水里煎开后,泡脚。

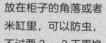
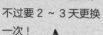
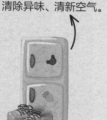

等等,先别丢!我也是有大用处的!

每日健康打卡

控糖		蛋白质摄入	
控油		维生素摄入	
控盐		微量元素摄入	

吃
黄金发糕

P016

鸡汁土豆泥

难易程度：★☆☆☆☆
营养价值：★★★★☆

蛋白质 维生素C 钙 膳食纤维 铁

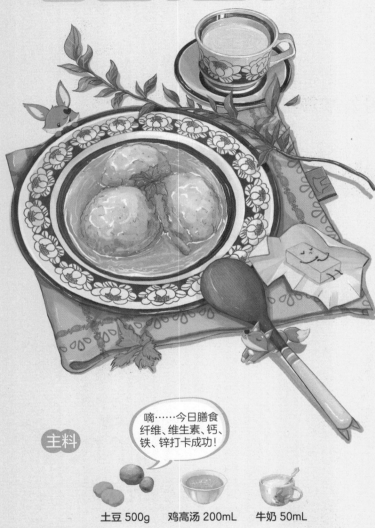

嘀……今日膳食纤维、维生素、钙、铁、锌打卡成功！

主料

土豆 500g

鸡高汤 200mL

牛奶 50mL

配料

黄油 适量   淀粉 5g   盐 2g   黑胡椒碎 少许

154

开始做饭啦！

1

土豆去皮洗净，蒸至熟透，趁热加黄油、盐、黑胡椒粉后压碎。

2

加牛奶并搅拌均匀；用冰激凌勺子将土豆泥挖成球状。

3

将过滤掉固体物的鸡高汤烧开；将淀粉和 100mL 清水混合，做成水淀粉。

4

将水淀粉倒入加热的鸡汤里，制成稍厚重的鸡汁。

5

将鸡汁淋在挖好的土豆泥上即可。

这样的土豆你见过吗？

我也叫"花心洋芋"。

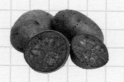
紫土豆

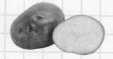
紫皮黄心土豆

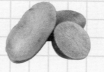
红土豆

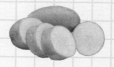
红皮黄心土豆

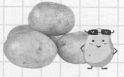
黄土豆

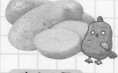
麻皮土豆

小提示

除了上面的这些土豆，世界上还有几千种各式各样的土豆，它们被叫作马铃薯、荷兰薯、洋芋、地蛋等。在你的家乡，土豆又叫什么呢？

黄土豆

我的皮肤颜色较浅，表皮上的麻点比较少，摸起来细腻光滑。我的淀粉含量低、水分大，吃起来口感清脆。我适合用来凉拌或清炒。

麻皮土豆

我的皮肤颜色较深，肤质粗糙，麻点很多，还有起皮的现象，但是我的淀粉含量很高，口感绵软细腻，一煮就软了，所以以蒸、煮着吃最好吃。我特别适合用来做这道鸡汁土豆泥！

⚠ 危险！

发芽的土豆不能吃！

我身上含有一种有毒的成分——龙葵碱。在正常情况下其含量很低，但当我发芽之后，这种毒素会迅速增长至正常土豆的5~8倍，吃上200g就可能会出现呕吐、腹痛的情况。所以，家里发芽的土豆快别吃啦！

每日健康打卡

控糖 ▢	蛋白质摄入 ▢
控油 ▢	维生素摄入 ▢
控盐 ▢	微量元素摄入 ▢

155

彩椒三文鱼串
P142
吃

黄金咖喱炒饭

难易程度：★★☆☆☆　　营养价值：★★★☆☆

钙　锌　膳食纤维

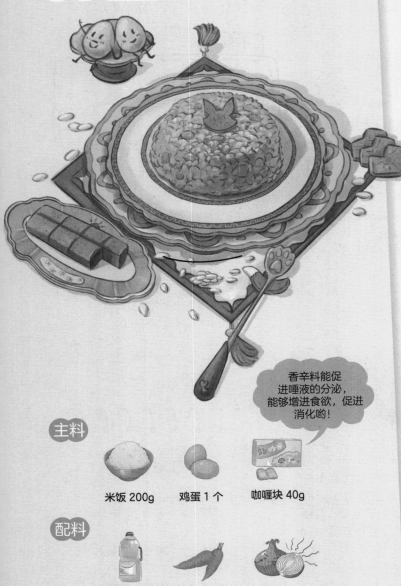

香辛料能促进唾液的分泌，能够增进食欲，促进消化哟！

主料

米饭 200g　　鸡蛋 1 个　　咖喱块 40g

配料

食用油 10mL　胡萝卜 50g　洋葱 50g

开始做饭啦！

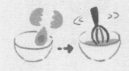

1
洋葱、胡萝卜切丁，咖喱切末，鸡蛋打散备用。

2
起锅烧油，鸡蛋炒熟再拌碎后盛起，放入洋葱丁爆出香味。

3
加胡萝卜丁炒至断生，再加咖喱碎末炒到化开。

4
倒入米饭，翻炒均匀后，加入鸡蛋碎炒匀即可。

咖喱为什么这么黄? 是因为添加了色素吗?

咖喱是纯天然食物, 并没有添加任何色素。而且咖喱不只有黄色, 其制作的原料不同, 咖喱的颜色也不同, 还有绿色的咖喱和红色的咖喱呢!

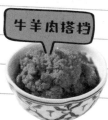

牛羊肉搭挡

红色咖喱: 我体内的**干红辣椒**放得最多, 因此我是红色的。可以想象, 我的口感必定是非常辛辣、浓郁的。可以用我来搭配牛肉和羊肉, 减轻肉的膻味。••••••••••••••••

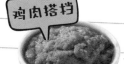

鸡肉搭挡

最早的咖喱是印度人发明的吗?

不是。咖喱最早的原型是蒙古人喜欢的一种烤肉酱料。

绿色咖喱: 我清新的绿色来源于**青辣椒**和**罗勒叶**。因为是用新鲜的青辣椒制成的, 所以辣度比黄咖喱高, 但是又不如红咖喱辣。适合用来搭配海鲜和鸡肉。••••••••••

海鲜搭挡

黄色咖喱: 我的黄色来源于一种成分——**姜黄**。姜黄具有独特的口感, 香醇浓厚。同时它也是一味中药材, 能够缓解食欲不振和消化不良等症状。我不仅能用来炒饭, 搭配海鲜也是一绝。••••••••••••••••••••

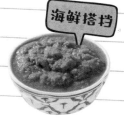

水稻生长过程

你知道做米饭用的大米是来自哪种作物吗?

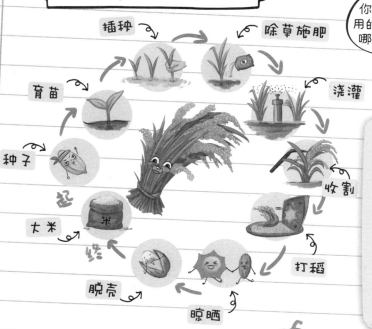

插种　除草施肥

育苗　浇灌

种子　收割

大米　打稻

脱壳　晾晒

每日健康打卡

控糖	蛋白质摄入
控油	维生素摄入
控盐	微量元素摄入

157

吃
菌菇腐皮卷
P106

降温、淋雨别担心，暖心暖胃暖身体

陈皮姜粥

难易程度：★☆☆☆☆
营养价值：★★★☆☆

蛋白质　橙皮素　姜辣素

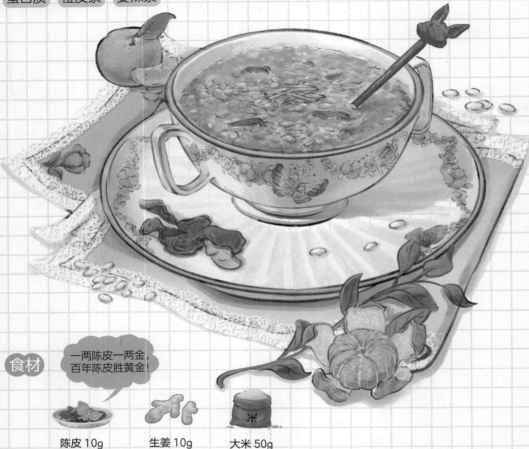

食材

一两陈皮一两金，百年陈皮胜黄金！

陈皮 10g　　生姜 10g　　大米 50g

开始做饭啦！

1
大米、陈皮洗净，生姜切丝。

2
锅中放入大米、陈皮、姜丝，加适量水。

3
大火烧开后，搅拌均匀，转小火熬煮 30 分钟即可。

158

橘子皮升级记

| 等级一 **柑胎** | 等级二 **小青柑** | 等级三 **青皮** | 等级四 **二红皮** | 等级五 **大红皮** |

我的果肉还没长出来，身体只有 2cm 左右时就被摘下来了。我体内有 60 多种类黄酮，是茶界的"黑珍珠"。

当我再长大一些而还未成熟时，被摘下来，挖去其中的果肉，晒干再填上普洱，就能变成新的茶果——小青柑。此时的我糖分低，常用我泡茶喝，对身体有好处的哟。

此时的我皮肤细腻，乙醚含量高，香气四溢。我糖分少、耐储藏、适合入药。

此时的我已开始成熟，皮肤刚开始变黄，此时制成的陈皮营养物质比较均匀，糖分、果油等不多不少，既可入药也可用来烹饪。

我是由已经完全成熟的橘子皮晒干制作而成，此时，我体内的各种营养成分达到最佳，可搭配药材，也能用来做膳食或泡茶，收藏价值很高。

陈皮的食用指南

将陈皮放进杯子中，注入沸水，盖上杯盖焖 1 分钟后，将水倒掉，再放入杯中加水焖泡 20 分钟左右，即可饮用。

将 100mL 清水烧开，取一片陈皮放入壶中，第一泡用热水冲洗以后，静止 5~10 分钟后倒出。第二泡开始才可以喝，一般冲调 2 分钟就可饮用。

以陈皮雪梨汤为例：雪梨洗净切成块，将梨块、陈皮放入汤锅中，煮开后再煮 20 分钟，加入冰糖并煮至完全融化即可。

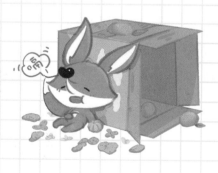

每日健康打卡

控糖 ☐	蛋白质摄入 ☐
控油 ☐	维生素摄入 ☐
控盐 ☐	微量元素摄入 ☐

159

吃
状元汤

P218

山药薏米芡实粥

难易程度：★☆☆☆☆　　营养价值：★★★★☆

钾　磷　维生素 B$_{12}$　膳食纤维

开始做饭啦！

1

薏米、芡实、大米淘洗干净，用清水浸泡并冷藏一晚。

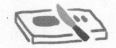

2

山药洗净去皮，均匀切块。

3

将麦芽糖之外的食材放入电饭煲，加 1500mL 清水，开启煮粥功能。

我脆脆甜甜，让心情和肠胃都轻轻松松。

我和山药可是黄金搭档。

食材

铁棍山药 50g

芡实 20g

大米 50g

薏米 20g

枸杞 少许

麦芽糖 10g

4

粥煮好后盛出，放麦芽糖调味，放温即可。

山药搭配对了，才不算白吃！

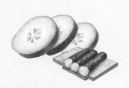

山药冬瓜汤

山药 50g，冬瓜 150g，洗净切好，放到锅里慢火煲 30 分钟，调味后即可饮用。

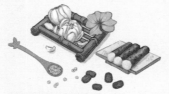

山药百合大枣粥

山药 90g，百合 40g，薏苡仁 30g，大枣 15 枚，粳米适量。将山药、百合、大枣、薏苡仁及适量粳米，一起煮粥即可。

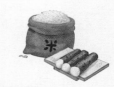

山药糯米粥

山药 150g，糯米 150g。先用糯米煮粥，糯米煮到半熟时加入山药块，待粥熟后即可。

山药界的"王中王"

你知道吗？怀山药是山药里面品质最好的，而我铁棍山药又是怀山药里面品质最好的。你知道怎么挑到健康完美的山药吗？

看须根
浓密而多的营养高

看表皮
表皮呈土褐色，无霉斑

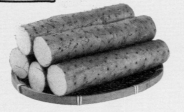

看切面
平整雪白有黏液

看直径 ①元
粗细均匀，和硬币差不多粗

我叫芡，你们大家常说的芡实，其实是我的种子哟！我是睡莲科的一种植物，看我，是不是和睡莲一样好看！

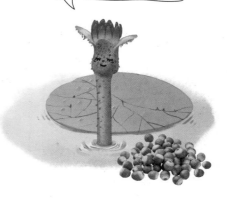

每日健康打卡

控糖 ▢	蛋白质摄入 ▢
控油 ▢	维生素摄入 ▢
控盐 ▢	微量元素摄入 ▢

吃
秋葵酿虾

P140

红豆薏仁粥

难易程度：★☆☆☆☆　营养价值：★★★☆☆

维生素 C　维生素 E　矿物质

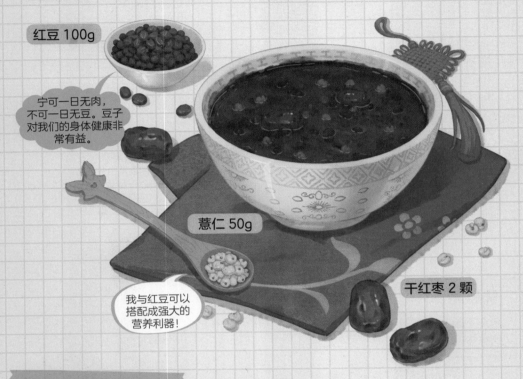

红豆 100g

宁可一日无肉，不可一日无豆。豆子对我们的身体健康非常有益。

薏仁 50g

干红枣 2 颗

我与红豆可以搭配成强大的营养利器！

开始做饭啦！

1

薏米和红豆提前 2 小时以上用清水泡发，然后洗净。

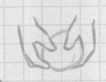

2

干红枣洗净，去掉枣核备用。

3

将所有食材放入电饭煲，加1500mL 清水，开启预约煮粥模式即可。

米狐小问答

"红豆生南国，春来发几枝"中的红豆是指什么豆？

普通红豆（　　）　　相思子（ ✓ ）

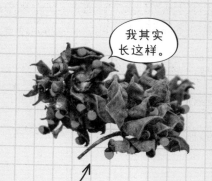

我其实长这样。

红豆

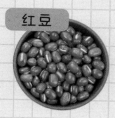

我虽然长得普通，但对身体很有益。你们常吃的红豆沙就是用我制成的！

相思子

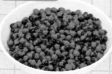

我才是王维诗里的"红豆"。我是一味中草药，我的根茎可以消肿止痛，活血化瘀。但是我红色的果实含有剧毒，不能食用！

如何辨别薏仁？

薏仁

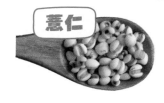

我叫作薏仁，首先，我的个子比较小；其次，我体形偏窄长。别觉得我小，我体内含有多种氨基酸、微量元素和维生素。

我叫作草珠子，我的个头比薏仁大，而且我肚子大、身体短。我的功效不及薏仁强大。不过如果不小心买错了，也不要扔，可以用我来做主食的代餐！

草珠子

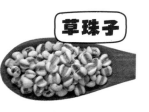

煮出软糯豆沙的小窍门

1. 红豆提前浸泡 3~4 小时。

2. 泡好的红豆中加入清水且没过表面，放冰箱冷冻 3~4 小时。

3. 冻好的红豆放进电饭锅，加适量的清水煮约两小时即可。

每日健康打卡

控糖 ▨　　蛋白质摄入 ▨

控油 ▨　　维生素摄入 ▨

控盐 ▨　　微量元素摄入 ▨

163

吃

紫薯糕

P196

玉米鸡丝粥

难易程度：★★☆☆☆　　营养价值：★★★★☆

蛋白质　钾　维生素 C　膳食纤维

开始做饭啦!

1
大米洗净；芹菜去叶、洗净，切丁。

2
鸡肉洗净，切丝，加盐腌制 20 分钟。

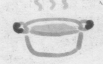

3
玉米粒、大米和鸡肉放入锅中，加入适量水，大火煮开后转中小火熬制。

我营养丰富、易消化，不会给身体带来过重的负担。

主料

鸡肉 40g

大米 50g

我体内富含膳食纤维。

配料

玉米粒 50g

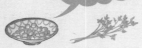
芹菜 50g

盐 适量

4
粥快熟时，加入芹菜丁煮熟，加盐调味即可。

桂花山药

难易程度：★☆☆☆☆　　营养价值：★★★☆☆

蛋白质　维生素C　粗纤维　多糖

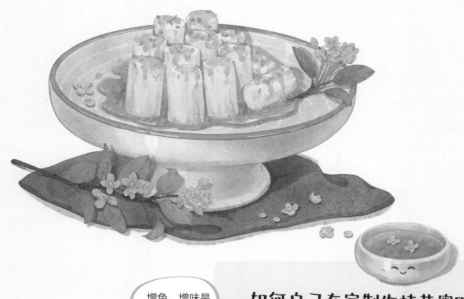

食材

山药 200g

桂花蜜 适量

增色、增味是我的一大功能！

开始做饭啦！

如何自己在家制作桂花蜜？

桂花不仅芳香迷人，还是一味中药呢，对于腹胀、积食等都有一定的调理效果。

1. 将摘下来的桂花清洗干净，晾干。

2. 300g 砂糖（或冰糖）中加入 150g 清水，煮开后小火熬煮 6 分钟。

3. 加入 50g 桂花、30g 柠檬汁和 1g 盐。

4. 大火煮开后再煮 4 分钟即可，冷却后装瓶。

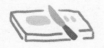

1

山药去皮、洗净、切条。

2

水烧沸后，放进山药条煮熟。

3

将煮熟后的山药捞出摆盘，淋上桂花蜜即可。

165

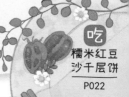

吃

糯米红豆沙千层饼

P022

真的存在又省事
又好吃的做饭秘籍吗？

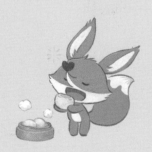

三丝卷饼

烹饪时间：10 分钟　　营养价值：★ ★ ★ ☆ ☆

胡萝卜素　维生素 A　膳食纤维　钾

卷饼里面的蔬菜，
可以跟着季节的变化，
采用应季蔬菜！

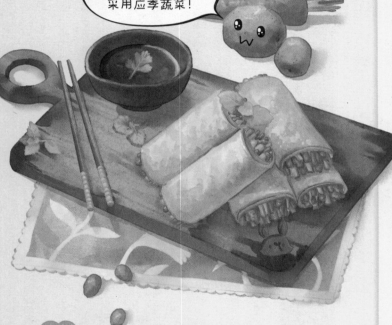

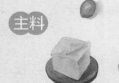 主料

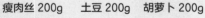

饺子皮 适量　　瘦肉丝 200g　　土豆 200g　　胡萝卜 200g

 配料

食用油 适量　盐 少许　　淀粉 5g　　胡椒粉 少许　　蚝油 5g

 开始做饭啦！

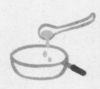

1
瘦肉丝中加盐、蚝油、淀粉抓匀；
胡萝卜、土豆切丝。

2
锅中放油，下胡萝卜丝、土豆丝
煸炒，加盐和胡椒粉调味。肉丝
炒熟后盛出。

3
饺子皮擀成薄饼，刷一点食用油防
粘，摆好。

4
摆好的饼上蒸锅蒸透，出锅后放上
"三丝"卷起即可。

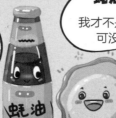

蚝油独家采访

蚝油怎么挑?
你就挑配料表上蚝汁含量多的,添加剂越少越好。

蚝油是油吗?
我才不是油,我身体里可没有一滴油!

为什么瘦肉丝要加蚝油抓匀?
我是一种很鲜香的调味料,可去掉肉腥味,让肉的味道更香。

蚝油

在家自己做蚝油,零添加,更放心

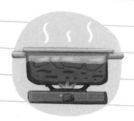
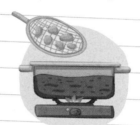
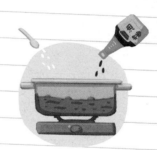

1. 把新鲜的生蚝肉清洗干净,小火慢慢熬成生蚝干。

2. 把生蚝干都捞出来,锅里的汤继续熬煮。

3. 煮到蚝汁变得十分黏稠后,加点盐和糖,再加点老抽上色,蚝油就做好啦!

蚝油做菜 三不放

红烧、糖醋不放 **因为**→ **苦**

腌制菜不放 **因为**→ **咸**

辛辣菜不放 **因为**→ **无用**

每日健康打卡

控糖		蛋白质摄入	
控油		维生素摄入	
控盐		微量元素摄入	

169

吃
虾仁
西蓝花

P036

蒸茄泥

烹饪时间：20 分钟   营养价值：★ ★ ★ ☆ ☆

蛋白质   维生素 C   矿物质

1
长茄子去掉蒂部，去皮切成大片；大蒜切成蒜末；芝麻酱用水拌开。

2
茄子放入深盘，然后放入蒸锅。

3
大火将茄子蒸至用筷子插可以轻松插透的程度。

4
用筷子顺纹理将茄子撕成细条，然后压成泥状。

5
将芝麻酱、盐、大蒜与茄子混合拌匀即可。

> 从我身体里蒸出来的茄子水是上佳的去火利器，千万不要倒，一口喝掉！

主料

长茄子 1 个   芝麻酱 2 汤匙

配料

大蒜 6 瓣   盐 少许

番茄
听说了吗？有人说我们家族所有成员都含有尼古丁！

 枸杞
我……我好像真的有……

 烟草
体内有点尼古丁不是正常吗？

土豆
@茄子 楼上二位是不是进错群了？

茄子
他们也是咱们茄科家族的老表，大家热烈欢迎！

茄子
@所有人，一会儿开个家族合议，说一下新成员和最近的新闻，记得按时参加。

茄子
合议通告：茄子、番茄、土豆、辣椒、枸杞、烟草都属于茄科家族。我们茄科蔬菜体内确实含有微量的尼古丁（烟草含大量），正常食用并不会带来任何健康问题，请放心食用。大家要兄弟齐心，拒绝内讧！

白色的茄子你吃过吗？

在我的祖先进入中国之前，它就是白色的、圆滚滚的，像一枚鸡蛋一样。后来它们在不同的地方被培育出了不同颜色、形状的品种，常见的有以下这些：

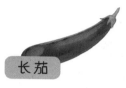
长茄

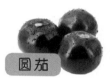
圆茄

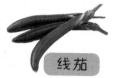
线茄

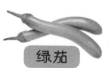
绿茄

矮茄

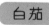
白茄

珍珠茄

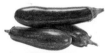
花茄

挑选新鲜茄子的小技巧：

1. 看形状。自然生长的茄子因受光照不均匀而略弯曲。

2. 看花萼。花萼新鲜，而且包裹住茄肉部分的面积越宽大越好。

3. 看颜色。挑选颜色较深、有光泽，摸上去有弹性、无凹陷的即可。

每日健康打卡

控糖 ▢	蛋白质摄入 ▢
控油 ▢	维生素摄入 ▢
控盐 ▢	微量元素摄入 ▢

171

吃
香芒牛柳

P088

远离油烟也能做出的营养丰富的美食！

土豆滑蛋口袋三明治

烹饪时间：15 分钟　　营养价值：★★★★☆

蛋白质　维生素 C　钙

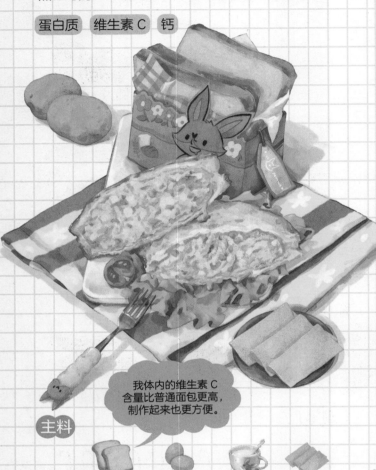

我体内的维生素 C 含量比普通面包更高，制作起来也更方便。

主料

吐司 2 片　　鸡蛋 2 个　　牛奶 30mL　　奶酪片 2 片

火腿片 2 片　　生菜 2 片　　土豆 100g

配料

食用油 适量　　沙拉酱 少许

开始做饭啦！

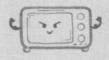

1

奶酪片放在吐司上，放入烤箱 170℃烤 5 分钟。

2

鸡蛋加牛奶搅拌均匀，起锅烧油，倒入蛋奶快速翻炒至凝固后盛起。

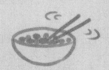

3

土豆切小丁并焯熟；火腿片、生菜切碎；加入蛋奶块、沙拉酱拌匀。

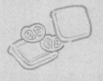

4

吐司中间铺上拌好的食材，盖上另外一片吐司。

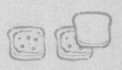

5

按压去边做成口袋吐司，对半切开即可。

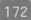

172

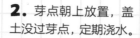

发芽的土豆不要扔，来年收获满满一盆！

1. 选择强壮的芽点处，将土豆切块。

2. 芽点朝上放置，盖土没过芽点，定期浇水。

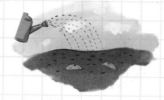

3. 半个月后，长出嫩芽。

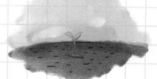

4. 两个月之后，土豆开始开花，土豆花大多为白色、紫色两种。

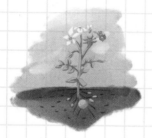

5. 等花慢慢谢掉，地下的土豆也就慢慢长大了。

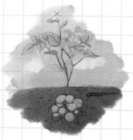

6. 叶子开始变黄以后，就可以收获满满一盆土豆啦。

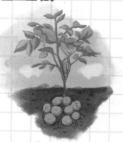

不是所有的面包都叫吐司

我们体形完整，花样繁多，通常直接食用。

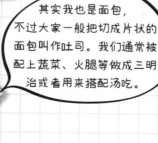

其实我也是面包，不过大家一般把切成片状的面包叫作吐司。我们通常被配上蔬菜、火腿等做成三明治或者用来搭配汤吃。

面包保存小技巧

面包最好在室温下保存，三天内吃完。如果实在吃不完，就直接把面包冷冻起来，下次吃的时候重新烤一下就行啦！

注意！一定不能冷藏！

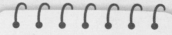

每日健康打卡

控糖 ☐　蛋白质摄入 ☐

控油 ☐　维生素摄入 ☐

控盐 ☐　微量元素摄入 ☐

173

吃

鲜虾香芹粥

P042

鲍汁蒸双花

烹饪时间：5 分钟　　　营养价值：★ ★ ★ ☆ ☆

维生素 K　维生素 A　蛋白质　膳食纤维

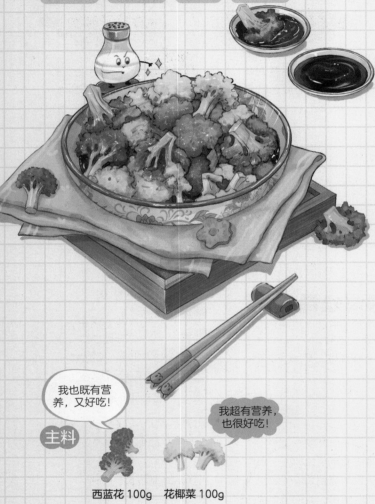

我也既有营养，又好吃！

我超有营养，也很好吃！

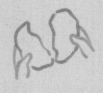

1

西蓝花、花椰菜洗净，撕成小朵。

2

冷水上锅，蒸屉中放入西蓝花和花椰菜，上汽后蒸 8 ~ 10 分钟。

3

起锅烧油，放入鲍汁、蚝油、白糖和 2 汤匙清水，煮沸后关火。

4

将炒好的鲍汁浇在蒸好的西蓝花和花椰菜上即可。

 主料

西蓝花 100g　花椰菜 100g

配料

鲍汁 1 汤匙　蚝油 1 茶匙　白糖 1 茶匙　食用油 适量

174

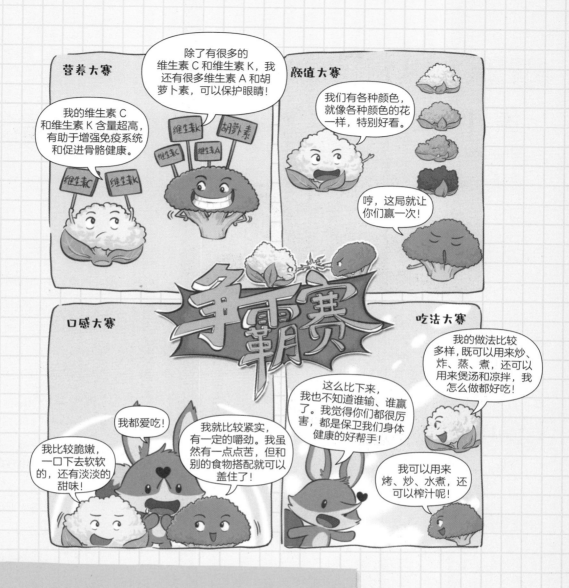

鲍汁里面真的有鲍鱼吗？

虽然老婆饼里面没有老婆，鱼香肉丝里面没有鱼肉，蚂蚁上树既没有蚂蚁也没有树，但是我鲍汁里面是真的有鲍鱼的！不过我的主要原料不是鲍鱼，而是鸡肉、猪骨以及蚝油之类的调味料。而且鲍鱼本身是没有味道的，你们吃的鲍鱼菜品，全靠我来调味。

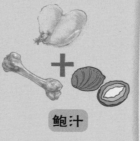

鲍汁

每日健康打卡

控糖	☐	蛋白质摄入	☐
控油	☐	维生素摄入	☐
控盐	☐	微量元素摄入	☐

175

吃
饼干披萨
P032

蛋汁煎馄饨

烹饪时间：15 分钟　　　营养价值：★★★☆☆

蛋白质　维生素 A　维生素 D　钙

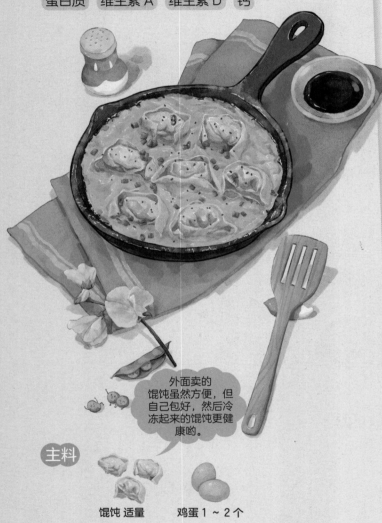

外面卖的馄饨虽然方便，但自己包好，然后冷冻起来的馄饨更健康哟。

开始做饭啦！

1

鸡蛋打散成蛋液；平底锅刷油，摆入小馄饨小火慢煎。

2

倒入少量清水，小火焖熟；待水烘干后，把鸡蛋液均匀淋在馄饨缝隙中。

3

蛋液煎熟时，撒上黑芝麻即可。

4

酱油和醋按 1:2 的比例混合均匀制成蘸料。

主料

馄饨 适量　　　鸡蛋 1 ~ 2 个

配料

黑芝麻 适量　酱油 适量　　醋 适量

三步煮出完美小馄饨!

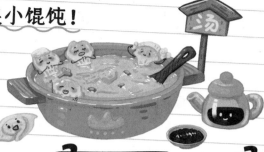

1 开水下锅小火煮

我的皮很薄,如果太早下锅,容易把我的皮泡软,所以要等水开后再下锅。

2 盖锅盖小火煮

盖上锅盖煮,这样我不仅不容易散开,而且我的皮和馅能同时煮熟。

3 煮到九成熟时关火

煮到九成熟的时候就关火,然后盖锅盖焖几分钟,漂漂亮亮的我就可以出锅啦!

天啊!醋还可以这样用!

陈醋色浓、酸味重,一般适合做酸辣汤、醋烧鱼等;**香醋**酸度适中、味醇,适合做螃蟹和虾的蘸料;**米醋**味道相对清淡,略有点酸甜味,常用来炒酸甜口的美食。

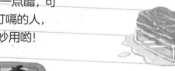

白醋的主要成分为醋酸和水,非常适合用来凉拌食物和做西餐。

除了这些用法,用水解冻肉的时候在水里加一点醋,可以加速解冻。容易晕车的人、喜欢喝酒的人、爱打嗝的人,外出或聚餐的时候都可以带上醋,有意想不到的妙用哟!

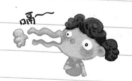

如何判断馄饨煮熟了?

生的我比水重,放进锅里会沉下去。等煮熟了,我就会被热气吹起来,变得胖鼓鼓的,然后就浮起来了。所以,我浮起来就表示煮好啦!煮饺子也是一样的判断方法哟。

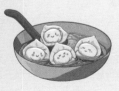

每日健康打卡

控糖		蛋白质摄入	
控油		维生素摄入	
控盐		微量元素摄入	

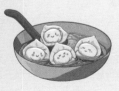

吃
杂粮饼干

爽口拌杂菜

烹饪时间：15分钟
营养价值：★★★★☆

蛋白质　维生素 A　维生素 K　不饱和脂肪酸

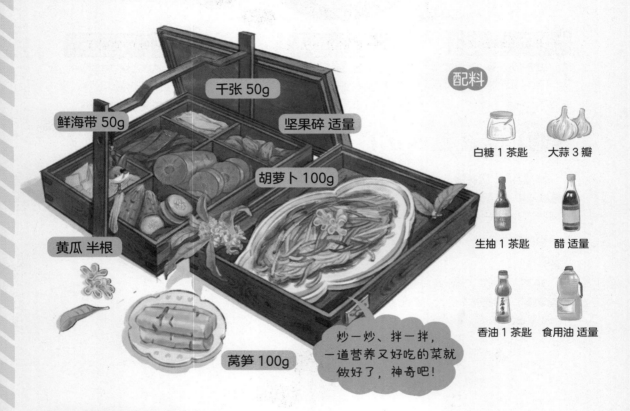

千张 50g

鲜海带 50g

坚果碎 适量

胡萝卜 100g

黄瓜 半根

莴笋 100g

配料

白糖 1 茶匙　　大蒜 3 瓣

生抽 1 茶匙　　醋 适量

香油 1 茶匙　　食用油 适量

炒一炒、拌一拌，
一道营养又好吃的菜就
做好了，神奇吧！

开始做饭啦！

1
胡萝卜、莴笋、鲜海带、黄瓜、千张切丝；大蒜切末。

2
起锅烧水，放入莴笋丝和海带丝，焯至八成熟。

3
起锅烧油，下大蒜爆香；再下胡萝卜、莴笋、千张、海带，翻炒均匀后盛出。

4
放入黄瓜丝、坚果碎、生抽、醋、绵白糖、香油，拌匀即可。

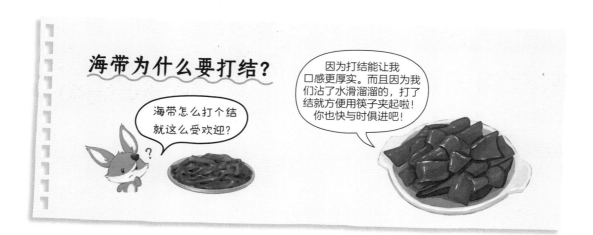

海带为什么要打结？

海带怎么打个结就这么受欢迎？

因为打结能让我口感更厚实。而且因为我们沾了水滑溜溜的，打了结就方便用筷子夹起啦！你也快与时俱进吧！

贡菜和莴笋是同一种蔬菜吗？

其实，贡菜和莴笋的关系有点复杂，看了下面这个关系图，你可能就懂了。

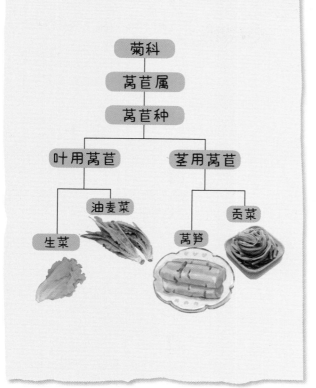

菊科
↓
莴苣属
↓
莴苣种
├── 叶用莴苣 ── 油麦菜 ── 生菜
└── 茎用莴苣 ── 莴笋 ── 贡菜

开盖后需冷藏的调料

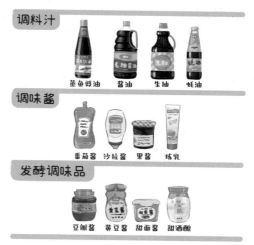

调料汁
蒸鱼豉油　酱油　生抽　蚝油

调味酱
番茄酱　沙拉酱　果酱　炼乳

发酵调味品
豆瓣酱　黄豆酱　甜面酱　甜酒酿

每日健康打卡

控糖 □　蛋白质摄入 □

控油 □　维生素摄入 □

控盐 □　微量元素摄入 □

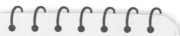

吃
陈皮姜粥

P158

家常肉末卤面

烹饪时间：20 分钟　　　营养价值：★★★☆☆

蛋白质　维生素 A　膳食纤维

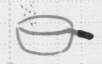

1
炒锅中倒油烧热，下葱花、姜末
爆香，下肉末煸炒至变色。

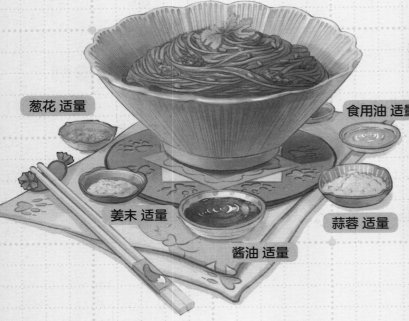

葱花 适量

食用油 适量

姜末 适量

蒜蓉 适量

酱油 适量

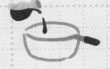

2
倒入适量醋、酱油、料酒翻炒片刻，
再加少许水烧沸。

> 其实我
> 只是配角，主角是
> 下面的配料们。

主料

面条 200g　　肉末 100g

3
加白糖、精盐、味精、蒜蓉，待
汤汁变稠后即可关火。

配料

白糖 适量　　料酒 适量　　醋 适量　　精盐 适量　　味精 适量

4
烧水煮面，面条煮熟捞出，浇上
刚做好的卤汁即可。

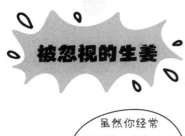

被忽视的生姜

虽然你经常看到我，但根本没有注意到我有多厉害！

你发现了吗？每天可能被我们从碗里挑出来的姜，其实和生活息息相关。我们有"冬吃萝卜夏吃姜""姜还是老的辣"这些关于姜的俗语，还有"生姜糖""姜撞奶"这些以姜为主角的美食。

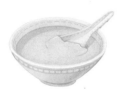

另外，姜还可以用来漱口、泡手、洗头等。你在碗里遇到的姜，也许只是它的众多"工作"之一呢！

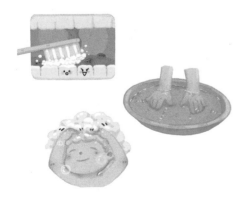

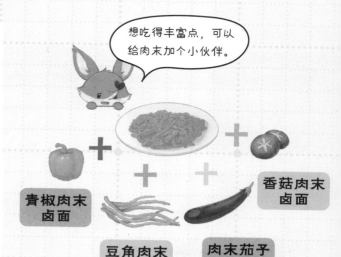

想吃得丰富点，可以给肉末加个小伙伴。

青椒肉末卤面

香菇肉末卤面

豆角肉末卤面

肉末茄子卤面

肉末可是百搭的，除了上面这些，还有很多蔬菜可以和肉末搭配哟！

料酒是酒吗？

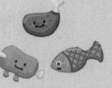

虽然我的名字里有"酒"，但是我和那些喝的酒可不一样！我的酒精含量很低很低，主要是用来给菜调味。

像鱼肉、猪肉、鸭肉这些肉类，它们有一点不好闻的味道，直接做成菜的话，影响菜的香味。

这时候就需要我出马了！我可以把它们不好闻的味道去掉，让它们闻起来香喷喷的，吃起来就更香了！

每日健康打卡

控糖 ☐	蛋白质摄入 ☐
控油 ☐	维生素摄入 ☐
控盐 ☐	微量元素摄入 ☐

吃
香菇南瓜炒饭蛊
P124

鸡刨豆腐

烹饪时间：12分钟　　　营养价值：★★★★☆

蛋白质　铁　钙　磷　镁

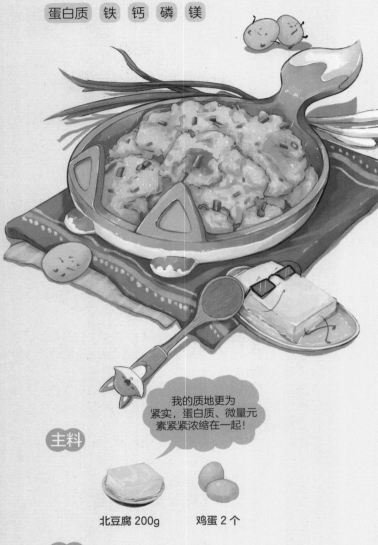

我的质地更为紧实，蛋白质、微量元素紧紧浓缩在一起！

开始做饭啦！

1

把北豆腐放在容器中，用手抓成碎末。

2

鸡蛋打散成蛋液；葱白和葱绿分别切成末。

3

起锅烧油，放入葱白煸出香味；加豆腐，翻炒至其呈散状。

4

将蛋液倒入锅中，炒熟，加盐和葱绿末，翻匀后出锅。

主料

北豆腐 200g　　　鸡蛋 2 个

配料

香葱 2 根　　　盐 2g　　　食用油 适量

182

南豆腐？北豆腐？有营养的都是好豆腐！

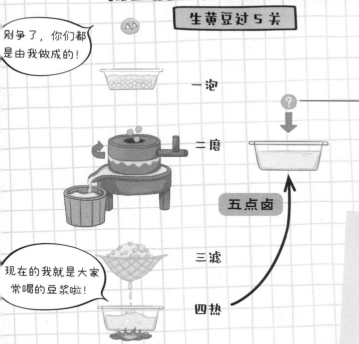

生黄豆过5关

别争了，你们都是由我做成的！

一泡

二磨

三滤

四热

现在的我就是大家常喝的豆浆啦！

五点卤

?

葡萄糖酸内酯 — 内酯豆腐：热量低，适合减肥时吃。

石膏 — 南豆腐／嫩豆腐：水分含量高，口感细嫩，富含钙质、热量低。

盐卤 — 北豆腐／老豆腐／卤水豆腐：质地紧实、营养浓缩，蛋白质含量高（大于或等于干张）。

根据成长需求选择不同的蛋

鸭蛋 鸭蛋含有蛋白质、维生素、多种矿物质等。而咸鸭蛋中的盐分含量很高，容易对肝、肾造成损伤，尽量不要给孩子吃。

鹅蛋 鹅蛋个大，富含钙质和铁。鹅蛋可以煮熟之后切开来凉拌，也可做成蛋羹！

鹌鹑蛋 在同等质量下，鹌鹑蛋中核黄素的含量是鸡蛋的 2.5 倍，小小的一颗蛋也能做到"四两拨千斤"。

你家里的鸡蛋放对了吗？

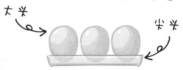

大头　　　尖头

气室　　　蛋黄　　蛋白

系带

正确放法：竖着，大头朝上，尖头朝下。这样放，鸡蛋不容易坏，更能保鲜！

每日健康打卡

控糖		蛋白质摄入	
控油		维生素摄入	
控盐		微量元素摄入	

吃
爽口拌杂菜
P178

儿童版小火锅

烹饪时间：30 分钟　　营养价值：★★★★★

蛋白质　膳食纤维　维生素 C　铁

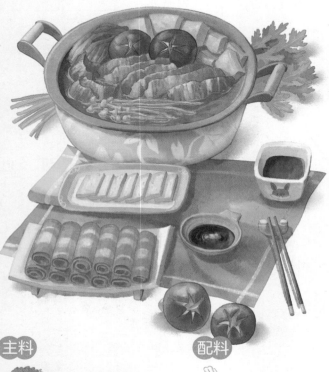

主料

金针菇 1 小把

肥牛卷 50g

北豆腐 50g

茼蒿 100g

鲜香菇 4 朵

番茄 3 个

配料

大葱 半根　　姜片 4 片

番茄酱 3 茶匙　食用油 适量

盐 适量

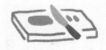

开始做饭啦！

1

北豆腐切片；鲜香菇表面切十字花刀；大葱切成葱丝。

2

番茄划十字刀，用热水烫一下再剥皮，然后，放入破壁机打成番茄汁。

3

起锅烧油，放大葱、姜片爆香，加番茄汁、番茄酱、适量盐并烧开。

4

加适量清水熬至浓稠后，放入蔬菜类食材，煮开。

5

放入肥牛卷，涮至变色即可食用。

不得不知的火锅冷知识

1. 牛肚不是牛肚子上的肉。
牛有四个胃（瘤胃、网胃、瓣胃、皱胃），牛肚是指牛的皱胃。

2. 肥牛不是天生如此的牛肉。
肥牛是将牛肉的纯瘦肉和纯肥肉分层叠加起来，压实、冷冻之后形成的肉片形态。

3. 黄喉不是喉咙。
黄喉是牛、猪等家畜的大血管，一般为主动脉。蛋白质含量高。

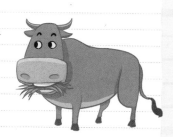

美味而吃了不长胖的涮火锅顺序：

1. 涮蔬菜、菌菇类食材，增强饱腹感。

2. 涮肉。先用蔬菜垫肚子，再补充优质蛋白质，既营养又不至于吃太多肉。

3. 涮主食。若经过以上两步就吃饱了，就可以忽略这一步啦。尽量降低碳水化合物的摄入，是保持好身材的秘诀哟！

好吃！

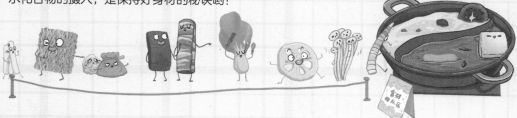

如何自制美味蘸料

适合小朋友的蘸料：

1. 海鲜酱油 + 芝麻 + 香菜 + 番茄汤

2. 沙茶酱 + 牛肉粒 + 芝麻 + 香菜 + 醋 + 葱

适合大人的蘸料：

1. 沙茶酱 + 蒜蓉 + 香油 + 香葱

2. 蒜泥 + 葱花 + 腐乳 + 生抽

3. 蒜泥 + 小米辣 + 麻油 + 生抽

每日健康打卡

控糖	蛋白质摄入
控油	维生素摄入
控盐	微量元素摄入

185

吃

土豆小点

干炒牛河

烹饪时间：20 分钟
营养价值：★★★★☆

B 族维生素　氨基酸　锌　铁

开始做饭啦！

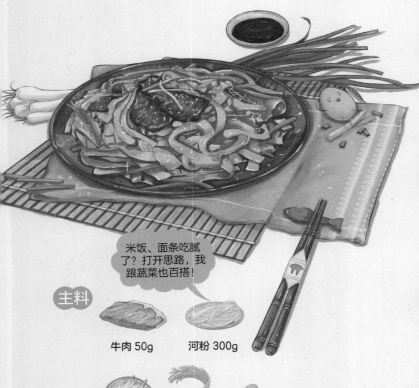

米饭、面条吃腻了？打开思路，我跟蔬菜也百搭！

主料

牛肉 50g　　河粉 300g

绿豆芽 50g　韭黄 20g　鸡蛋 1 个

配料

干淀粉 2g　香葱 2 根　生抽 5mL　老抽 2mL　白糖 2g

盐 2g　　食用油 适量

1

牛肉切薄片，加入糖、少许鸡蛋液、干淀粉，用手抓匀。

2

绿豆芽洗净，韭黄、葱白切段，葱绿切末。

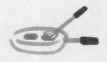

3

起锅烧油，下牛肉翻炒至变色后捞出。

4

用底油将豆芽、葱白爆香，再加河粉、牛肉翻炒均匀。

5

加生抽、老抽、盐调味，放韭黄、葱末炒匀即可。

186

番茄鸡蛋什锦面

烹饪时间：10分钟　　　营养价值：★ ★ ★ ☆ ☆

蛋白质　维生素 C　膳食纤维

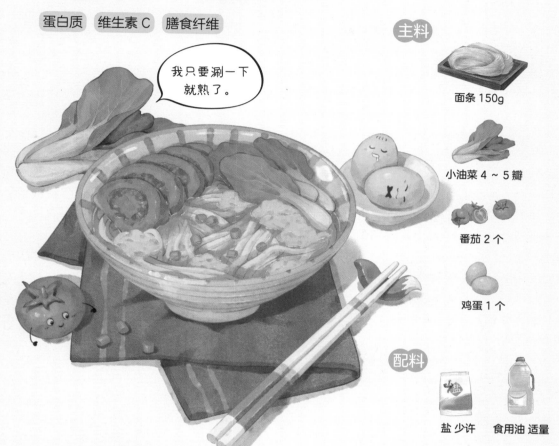

我只要涮一下就熟了。

主料

面条 150g

小油菜 4 ~ 5 瓣

番茄 2 个

鸡蛋 1 个

配料

盐 少许　　食用油 适量

开始做饭啦！

1
1 个番茄去皮切碎；1 个番茄切片；鸡蛋打散，煎熟后盛出。

2
起锅烧油，下番茄末、盐煸炒。

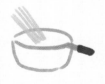

3
加入适量清水，煮开后下面条，待面条煮软后，倒入鸡蛋。

4
出锅前下小油菜，出锅后摆上番茄片即可。

187

吃
多汁肉酱
蝴蝶面
P134

路边摊已经彻底
吸引不了我了！

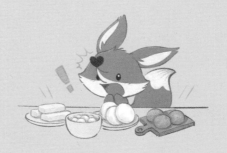

樱桃奶香蛋糕

难易程度：★★☆☆☆　　营养价值：★★★☆☆

蛋白质　维生素 C　钾

我虽然好吃，但不能多吃哟！

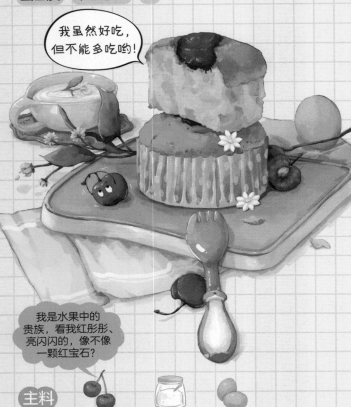

我是水果中的贵族，看我红彤彤、亮闪闪的，像不像一颗红宝石？

主料

 樱桃 100g

 白糖 10g

 鸡蛋 1 个

糖粉 20g　　低筋面粉 20g

配料

 香草精 适量

黄油 适量

 牛奶 10mL

开始做饭啦！

1
樱桃去柄、去核，加白糖腌制 20 分钟。

2
鸡蛋打入碗中，加糖粉、香草精拌匀，再加入低筋面粉。

3
加入软化的黄油、牛奶拌匀成面糊；面糊倒入模具，码上樱桃。

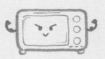

4
放入预热 180℃的烤箱，烤 20 分钟左右即可。

190

樱桃和车厘子，到底哪里不一样？

樱桃

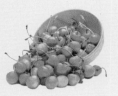

其实我俩就是同一种东西，只是现在大家都把中国本地的叫"樱桃"，把国外进口的叫"车厘子"。

车厘子

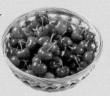

我是暗红色的，个头很大。樱桃的颜色比我艳很多，而且个头也没我大。然后，我可比樱桃贵多了！

糖粉就是糖的粉末吗？

糖粉其实就是将砂糖或冰糖粉碎后形成的粉末。不过变成粉末的糖粉很容易吸水结块，所以商家会在里面加一点淀粉，这样糖粉就不会结块了。糖粉可以做成糖霜、翻糖和糖浆哟！

淀粉

冰糖

粉碎搅拌

就是上面这些像雪一样的东西

糖粉

糖霜和翻糖

我们虽然好看，但可不是好惹的。一口下去，硬邦邦的。

混合放入

香草糖粉

香草籽

切开

香草荚

放心，香草精没有危害

看我的名字，就知道我是一种香精。不过别怕，我是直接从香草荚里提炼出来的可以吃的香精。做糕点可离不开我，我既可以去掉鸡蛋的腥味，又可以做出香草味的美食。

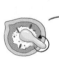

把香草荚浸入朗姆酒中

4~6周后即可使用

每日健康打卡

控糖		蛋白质摄入	
控油		维生素摄入	
控盐		微量元素摄入	

191

吃

三豆饮

P150

吃过自己做的，就不想去甜品店了！

蔓越莓司康

难易程度：★★★☆☆　营养价值：★★★☆☆

蛋白质　维生素P　钙　膳食纤维

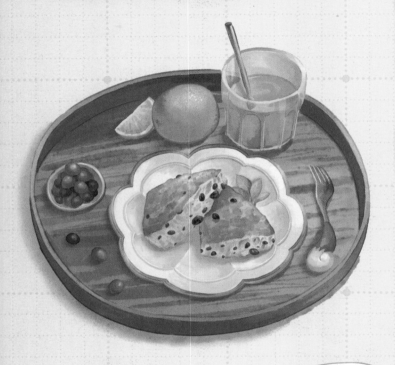

食材

有我加入的蛋糕和饼干，味道都不会差~

我又叫双效泡打粉，可不要买错了哟！

蔓越莓 20g　低筋面粉 150g　无铝泡打粉 4g　黄油 50g

白糖 40g　牛奶 适量　盐 少许

开始做饭啦！

1

黄油切小丁；低筋面粉、无铝泡打粉、白糖、盐过筛后混合。

2

面粉混合物和黄油混合，搓成面团，揉至像面包屑一样的质感。

3

倒入牛奶，揉匀后，加入蔓越莓；面团盖上保鲜膜冷藏 1 小时。

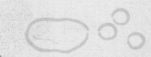

4

取出面团后，分成 10 份，轻揉成近圆形，在表面涂一层牛奶。

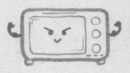

5

用预热 200℃的烤箱，烤约 20 分钟即可。

黄油，你吃对了吗？

虽然黄油名字里有"油"，但它可不是油，它是用牛奶加工出来的一种固态油脂。把黄油放到锅里一直高温煎着，会变得又焦又糊的！想让牛排变得更好吃，应该在牛排煎得差不多的时候，把黄油放进去！别再弄错了！

动物黄油
牛奶提炼

植物黄油
人造

有盐黄油
直接涂抹在面包上

无盐黄油
做甜品

为什么很难买到新鲜的蔓越莓？

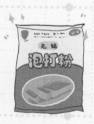

我里面是空心的哟！

我超喜欢凉爽的环境，所以我定居在寒冷的北方。要是想吃我的话，就只能等人把我从北方运到各地了。不过我可是很脆弱的，运输路上的磕磕碰碰会让我浑身都是伤，等到了你们手里时可能就坏了。所以我会先被加工成各种果干、果酱。

不过也不用好奇新鲜的我究竟是什么味道，我和酸酸甜甜的果干、果酱不一样，大家都说新鲜的我又苦又酸！

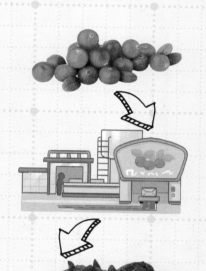

含铝泡打粉 VS 无铝泡打粉

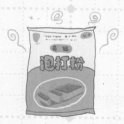

泡打粉是一种帮助面团快速发酵的添加剂，用于做蛋糕、面包、包子、油条这些美食。含铝泡打粉里面有铝成分，会产生对人身体有害的物质。但是别担心，无铝泡打粉里面没有铝成分，安全又好用。所以虽然无铝泡打粉更贵，但也不要贪便宜哟！

每日健康打卡

控糖		蛋白质摄入	
控油		维生素摄入	
控盐		微量元素摄入	

吃
海带玉米排骨汤

蓝莓山药泥

难易程度：★☆☆☆☆　　营养价值：★★★★☆

蛋白质　维生素 A　维生素 C

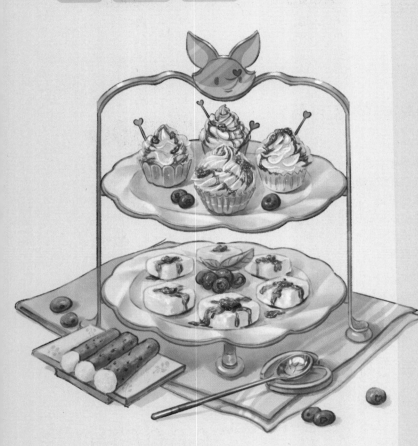

我香甜可口，
果味十足，而且对
眼睛有好处！

食材

山药 200g

蓝莓果酱 适量

鲜奶油 适量

1

山药洗净切段，连皮蒸 20 分钟后取出，再去皮。

2

山药放入密封袋，封好口，用擀面杖碾成泥（或用搅拌器打成泥）。

3

山药泥中加少许鲜奶油，拌匀后在盘内堆成塔状。

4

淋上适量蓝莓果酱即可。

● 蓝莓和以下哪一种植物是"亲戚"？（ ）

A. 树莓　　　B. 草莓　　　C. 杜鹃花　　　D. 山楂

答案：C。

一次就成功的超简单蓝莓果酱做法！

蓝莓身上的白霜并不是农药残留，而是蓝莓在生长过程中形成的果粉。清洗时，在清水中加入 1 勺盐浸泡 5 分钟即可。

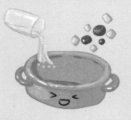

糖 50g

柠檬 1 个

蓝莓 300g

1. 把蓝莓、柠檬汁、糖混合放进锅里。

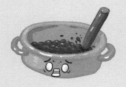

2. 按压让蓝莓出汁。

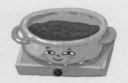

3. 大火烧开后，转小火熬至浓稠即可。

动物奶油和植物奶油有什么区别？

动物奶油		植物奶油
天然奶黄色	颜色	雪白色
从牛奶中提取	成分	化学加工制成
生牛乳、无水奶油、水	配料	大豆及棕榈油、水、糖、氢化植物油
奶味浓	味道	香甜味
柔软不甜腻	口感	软偏硬，容易腻
稳定性差，易软塌	塑性	稳定性好，易操作
含丰富钙和蛋白质易吸收，好代谢	营养	含添加剂、反式脂肪酸，难吸收、难代谢
1 ~ 1.3 倍	打发量	3 ~ 4 倍
需冷藏，不能冷冻	保存	能冷冻
造价高	价格	造价低

每日健康打卡

控糖 ▢　蛋白质摄入 ▢

控油 ▢　维生素摄入 ▢

控盐 ▢　微量元素摄入 ▢

吃
牛肉馅豇豆焖面

P212

紫薯糕

难易程度：★★☆☆☆
营养价值：★★★★☆

蛋白质　花青素　维生素 C　膳食纤维

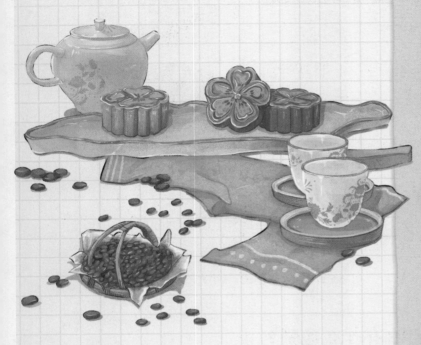

开始做饭啦！

1

带皮紫薯和蜜红豆用大火蒸 20 分钟；蒸熟后，紫薯去皮。

2

趁热加麦芽糖、黄油，搅匀成紫薯泥。

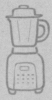

3

紫薯泥放入料理机，加牛奶打匀；然后放入不粘锅，用小火炒干水分。

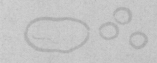

4

将紫薯泥分成大小相同的圆球，中间捏一个小洞，包入蜜红豆。

别看我颜色不太常见，其实我很糯的，只要一口，保证你爱上我！

我是没有添加糖精的甜味哟！

食材

紫薯 400g

黄油 20g

麦芽糖 20g

蜜红豆 50g

牛奶 50mL

5

把紫薯球捏成喜欢的样子即可。

196

紫薯为什么是紫色的?

我们日常生活中见到的大都是红色和黄色的红薯，那紫薯是不是被生物技术改造了？

其实不是的。紫薯只是比红薯多了一点花青素，所以薯肉呈紫色。你看"紫甘蓝"和"紫苏"，它们也都富含花青素。

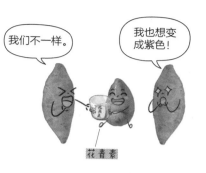

我们不一样。

我也想变成紫色！

花青素

我们平时吃的糖，都从哪里来?

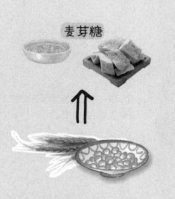

麦芽糖

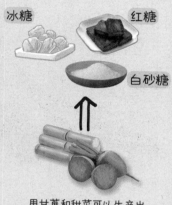

冰糖

红糖

白砂糖

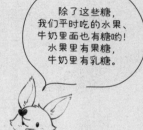

除了这些糖，我们平时吃的水果、牛奶里面也有糖哟！水果里有果糖，牛奶里有乳糖。

用小麦、玉米和稻米可以生产出麦芽糖

用甘蔗和甜菜可以生产出冰糖、白砂糖和红糖等

蜜红豆自己做更健康

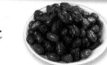

1. 红豆洗干净，加盐和水浸泡至豆子充分吸水。

2. 泡好的豆子煮开，去掉浮沫。

3. 加糖，用密封性好的锅煮 40 ~ 50 分钟。

4. 煮好后浸泡一夜，让豆子入味，然后沥干水即可。

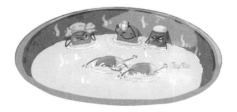

每日健康打卡

控糖		蛋白质摄入	
控油		维生素摄入	
控盐		微量元素摄入	

吃
蓝莓
山药泥

P194

开始做饭啦！

黑芝麻核桃枣糕

难易程度：★★☆☆☆　　营养价值：★★★★☆

蛋白质　钙　维生素 E

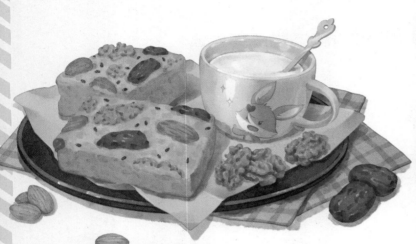

我能补充成长
所需的大部分钙！

主料

　牛奶 180mL

鸡蛋 1 个

面粉 200g

大枣 4 个

核桃 适量

巴旦木 适量

配料

　橄榄油 1 汤匙

绵白糖 1 茶匙

黑芝麻 适量

1
牛奶、面粉和鸡蛋一起搅拌成糊状，一直搅拌至表面能划出纹路为止。

2
面糊中加入橄榄油和绵白糖，搅拌至完全融合。

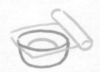

3
将面糊盖上保鲜膜，静置 20 分钟；大枣去核切成条状。

4
将大枣、核桃和巴旦木均匀铺在面糊表面。

5
盖上盖子，放入微波炉中，高火加热 5 分钟，然后取出，撒上黑芝麻即可。

超市里的 **牛奶** 该怎么选?

	鲜牛奶	纯牛奶	发酵乳	调制乳品
配料	生牛乳	生牛乳	生牛乳、乳酸菌等	水、生牛乳、糖、防腐剂、保鲜剂等多种添加剂
杀菌方式	巴氏杀菌	高温杀菌		
保质期	1 ~ 2 周	6 ~ 9 个月	≤ 30 天	6 ~ 12 个月
口感	新鲜,奶味重	丝滑,略带甜味	浓厚黏稠,酸酸的	香甜,口味丰富
营养价值	★★★★★	★★★★★	★★★	★★

全脂牛奶、低脂牛奶、脱脂牛奶有什么区别?

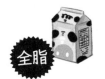 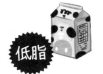 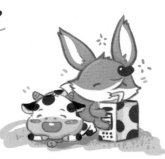

全脂
脂肪含量
3.1% 以上

低脂
脂肪含量
1.0% ~ 2.0%

脱脂
脂肪含量
0.5% 以下

历史悠久的植物——芝麻

姓名:芝麻

别名:胡麻

肤色:黑、白两色

富含营养素:维生素 E、硒、钙、油酸、烟酸、膳食纤维

来源:芝麻原产于非洲,在汉代由出使西域的张骞引进中国

美好象征:芝麻开花节节高

每日健康打卡

控糖 ☐　　蛋白质摄入 ☐

控油 ☐　　维生素摄入 ☐

控盐 ☐　　微量元素摄入 ☐

199

吃

菇香包子

P030

每次拿出这个零食，隔壁同学都馋哭了

香蕉松饼

难易程度：★★☆☆☆
营养价值：★★★★☆

维生素C 钙 钾

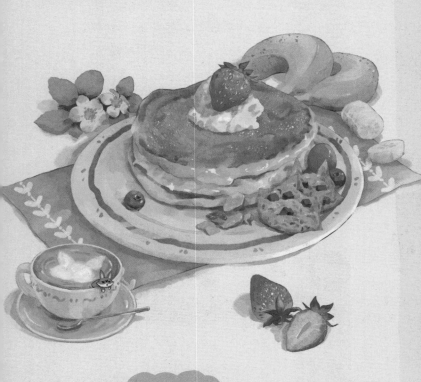

熟香蕉 1 根

低筋面粉 80g

牛奶 120g

鸡蛋 1 个

泡打粉 2g

草莓 200g

盐 1g

食材

> 我不是煮熟的香蕉，而是刚好成熟，果皮金黄、透亮的香蕉！

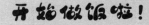
开始做饭啦！

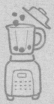

1
香蕉切片，加牛奶、鸡蛋、盐并倒入料理机，搅打均匀。

2
将低筋面粉、泡打粉筛入香蕉牛奶糊里，搅打至滴落时有纹理的状态。

3
不粘锅烧热，舀一勺面糊放入锅中，摊成圆形。

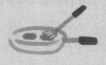

4
小火煎至出现气孔后翻面，煎至熟透即可。

5
将煎好的松饼分别摞起，在最上面铺上洗净切开的草莓即可。

原来草莓的红色部分只是个"托儿"！

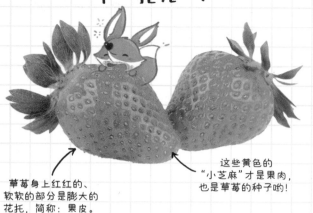

草莓身上红红的、软软的部分是膨大的花托，简称：果皮。

这些黄色的"小芝麻"才是果肉，也是草莓的种子哟！

水果也有趣 之 猜一猜

草原上来了一群羊（打一水果）

羊群里来了一头狼（打一水果）

猎人来了（打一水果）

答案：草莓，杨梅（羊没）、猕猴桃（谜猴逃）。

为什么有人吃草莓会出现疼痛、出血、休克？

草莓是安全无害的，这个锅可不背！真正的罪魁祸首是，没有清洗或没有清洗干净的草莓身上沾染的各种病菌。有些小动物路过草莓时，可能会在草莓上面留下它们身上携带的病菌，吃到了就可能出现以上症状。虽然这种情况很少见，但不论如何，吃草莓前先洗一洗吧！

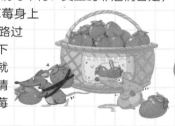

清洗小窍门

在水中加入小苏打
（或直接用淘米水、淡盐水）
浸泡3分钟左右即可。

不同品种的草莓有什么不一样？

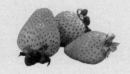

红颜草莓：鲜红色，甜度高、香气十足、个头大。

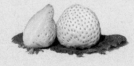

白色恋人：白色，个头很大，表皮有类似菠萝的清香。

黑珍珠：颜色深红偏黑，甜度更高、产量少。

每日健康打卡

控糖	蛋白质摄入
控油	维生素摄入
控盐	微量元素摄入

201

吃
鳕鱼时蔬
小丸子

来一个自制点心，远离添加剂

小兔子奶黄包

难易程度：★★☆☆☆　营养价值：★★★★☆

蛋白质　钙　多种维生素

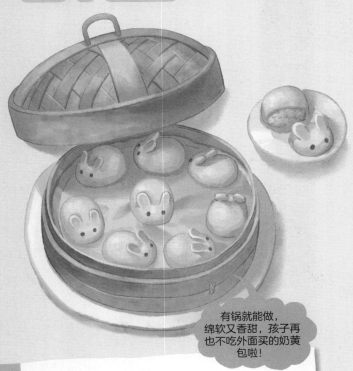

有锅就能做，绵软又香甜，孩子再也不吃外面买的奶黄包啦！

食材

 中筋面粉 280g

 奶黄馅 300g

 酵母 3g

 熟红豆 适量

 白糖 10g

开始做饭啦！

1
中筋面粉、酵母、糖混合，加水揉成团，盖湿布静置 15 分钟。

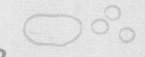

2
将白色面团分成 10 份，盖上保鲜膜松弛 10 分钟；奶黄馅分成 10 份。

3
将奶黄馅包入白色面团，滚成椭圆形，用剪刀剪出"兔子"的耳朵。

4
取熟红豆按在白色面团上作为"兔子"的眼睛。

5
面团发酵 15 分钟后，放入蒸屉，蒸约 12 分钟即可。

202

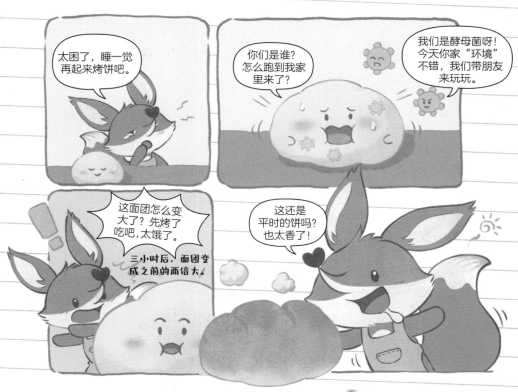

只需三步，轻松自制奶黄馅

准备材料

鸡蛋 3 个
代糖 25g
纯牛奶 150mL
奶粉 20g
低筋面粉 50g
玉米淀粉 20g
黄油 20g

1. 将鸡蛋、牛奶、代糖倒入碗中搅拌均匀。

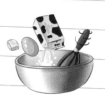

2. 牛奶糊里加低筋面粉、奶粉、玉米淀粉并搅拌至无颗粒状态。

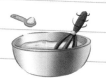

3. 过筛后的面糊中加入熔化了的黄油，并倒入不粘锅，小火不停搅拌至浓稠、凝固状态即可。

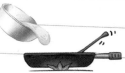

每日健康打卡

控糖		蛋白质摄入	
控油		维生素摄入	
控盐		微量元素摄入	

203

吃
核桃莲子
燕麦豆浆

P224

健康食材健康做，超满足、超好吃

金沙山药条

难易程度：★★☆☆☆　营养价值：★★★☆☆

膳食纤维　氨基酸　蛋白质

我不仅可以用来炖汤、炒菜、做烘焙，还能做成小零食哟！一口一个，健康美味！

食材

 山药 100g　 咸蛋黄 1 个　 红彩椒 10g

 食用油 适量　 白糖 适量　 蒜末 适量

开始做饭啦！

1
山药去皮，切条；咸蛋黄压碎；红彩椒切小丁。

2
起锅烧油，放入山药条炸透，捞出。

3
待油温升高，再次放入山药条，炸至金黄色后，捞出沥油。

4
重新起锅烧油，放咸蛋黄炒散，加红彩椒丁、蒜末炒香，关火。

5
放入炸好的山药条翻炒均匀，加糖翻炒片刻即可。

204

土豆小点

难易程度：★★☆☆☆
营养价值：★★★☆☆

蛋白质　维生素C　膳食纤维

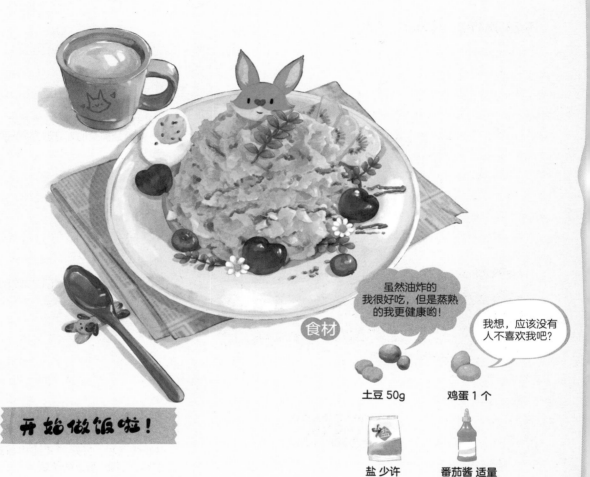

虽然油炸的我很好吃，但是蒸熟的我更健康哟！

我想，应该没有人不喜欢我吧？

食材

土豆 50g

鸡蛋 1 个

开始做饭啦！

盐 少许

番茄酱 适量

1 鸡蛋煮熟，分开蛋黄和蛋白。

2 土豆削皮切块，放入盐水中煮熟，捞出沥干后捣成泥。

3 土豆泥和蛋白、蛋黄搅拌均匀，摆出喜欢的造型。

4 淋上番茄酱即可。

吃
鸡汁
土豆泥
P154

饼干棒

难易程度：★★☆☆☆
营养价值：★★★☆☆

不饱和脂肪酸　蛋白质　乳糖

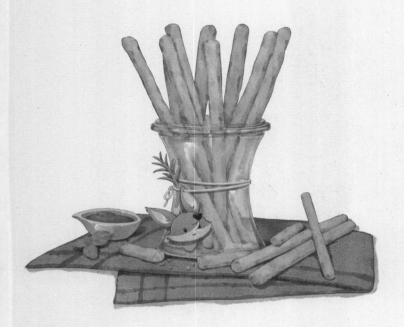

开始做饭啦！

1

分离出蛋清，将蛋清打出粗泡，35g 白糖分多次加入，搅打至黏稠。

2

蛋黄中加入 15g 糖，滴入香草精，搅打至浓稠，体积膨大。

3

将低筋面粉、打好的蛋清和蛋黄搅拌成面糊，装进裱花袋。

食材

做饼干时加上我，口感更酥脆，色泽更诱人哟！

低筋面粉 70g

鸡蛋 3 个

白糖 50g

香草精 适量

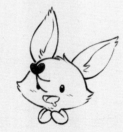

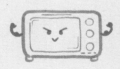

4

在烤盘上挤出条，放入预热至 190℃的烤箱，烤 10 分钟左右即可。

蜂蜜吐司棒

难易程度：★☆☆☆☆　　营养价值：★★★☆☆

葡萄糖　钙　果糖

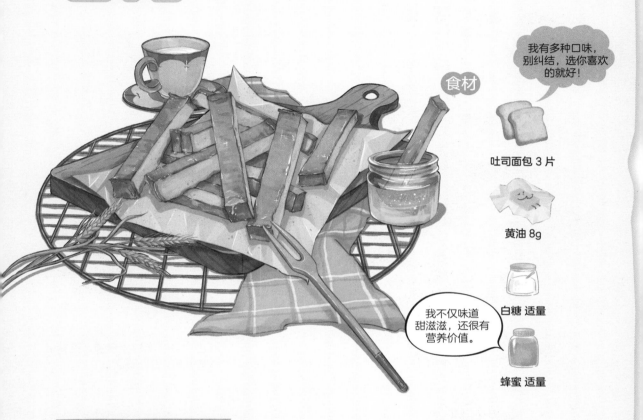

食材

我有多种口味，别纠结，选你喜欢的就好！

我不仅味道甜滋滋，还很有营养价值。

吐司面包 3 片

黄油 8g

白糖 适量

蜂蜜 适量

开始做饭啦！

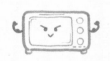

1 吐司面包切条。

2 黄油、蜂蜜放在一起加热融化，均匀地刷在吐司面包条上。

3 放入预热至 180℃的烤箱，烤 8 分钟左右。

4 取出稍微放凉后，撒上白糖即可。

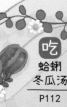

吃
蛤蜊
冬瓜汤
P112

泡芙

难易程度：★★★☆☆
营养价值：★★★☆☆

B 族维生素　蛋白质　钙　铁

> 别看我外表看起来脆脆的，但是一口下去，甜而滑嫩，让你停不下来！

> 有了我的加入，泡芙变得更加绵甜可口啦！

食材

黄油 20g

牛奶 100g

鸡蛋 2 个

面粉 35g

盐 少许

白糖 适量

奶油 适量

开始做饭啦！

1
鸡蛋打散成蛋液。

2
牛奶兑适量水后加热；转小火，加入黄油、盐、白糖拌匀，加入面粉后关火，搅拌成糊。

3
面糊中分 2 次拌入蛋液；蛋糊装入裱花袋，挤出球形。

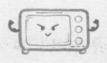

4
放入预热至 180℃的烤箱，烤 20 分钟。

5
泡芙冷却后，在底部挖洞，挤入奶油即可。

平底锅奶香小面包

难易程度：★★☆☆☆　　营养价值：★★★☆☆

蛋白质　维生素 A　B 族维生素　维生素 D

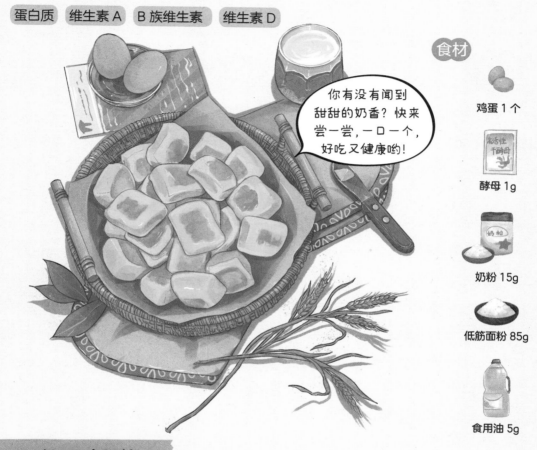

食材

鸡蛋 1 个

酵母 1g

奶粉 15g

低筋面粉 85g

食用油 5g

开始做饭啦！

1
鸡蛋、酵母和油倒入碗中搅拌均匀，再倒入奶粉搅拌均匀。

2
倒入面粉，并搅拌成絮状，揉成光滑的面团，发酵至 2 倍大（大概 1 小时）。

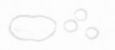

3
揉面团排气后，擀成厚片，切成条，再切成小方块。

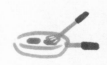

4
放入平底不粘锅，小火煎至金黄熟透即可。

吃
蚝油核桃
炒虾仁
P226

能量满满，迎接
每一场考试

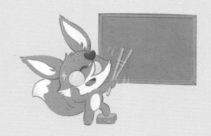

牛肉馅豇豆煨面

难易程度：★★☆☆☆　　营养价值：★★★★☆

蛋白质　维生素 C　膳食纤维　铁

开始做饭啦！

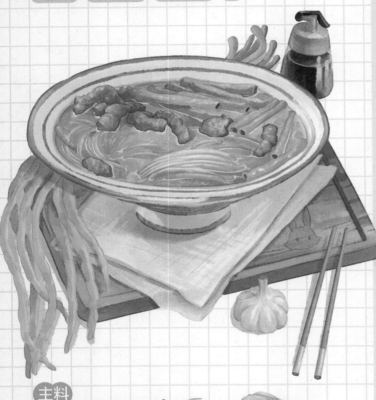

主料

牛肉馅 30g

豇豆 80g

细面条 50g

配料

大葱 5g

姜 3g

大蒜 3 瓣

生抽 1 茶匙

食用油 适量

1

豇豆切成小段；大葱、姜和大蒜切成末。

2

起锅烧油，放入葱姜蒜末煸出香味，放入牛肉馅，翻炒至变色。

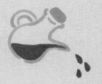

3

放入豇豆，翻炒至豇豆颜色变深且水分变少，加生抽，翻炒均匀。

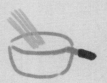

4

加超过食材表面约 2cm 的开水，然后放入面条，盖上锅盖煨熟即可。

豆角大家族，你最爱谁？

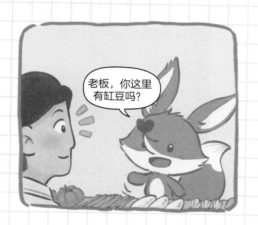

作为本期的主角，我敢说大家最爱的肯定是我！我身形细长，肉质厚实，营养价值高！

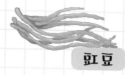

豇豆

我是很常见的一种豆角品种，我的做法多种多样：干煸四季豆、四季豆焖饭，是不是光听着就要流口水啦？别急，我体内含有少量的毒素，必须煮熟了才能吃，否则可能会出现恶心、呕吐等中毒迹象！

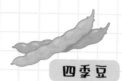

四季豆

我也叫作梅豆。"豆如其名"，我身体扁扁的，很好区分！我在夏天成熟。我和今天出场的几位兄弟都可以用来做这道"牛肉馅豇豆煨面"，任意选择一种就好啦！

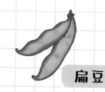

扁豆

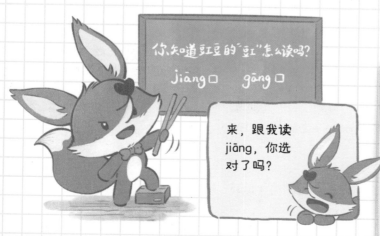

213

开始做饭啦！

菌菇营养饭

难易程度：★☆☆☆☆　营养价值：★★★★☆

钾　蛋白质　膳食纤维　维生素 A

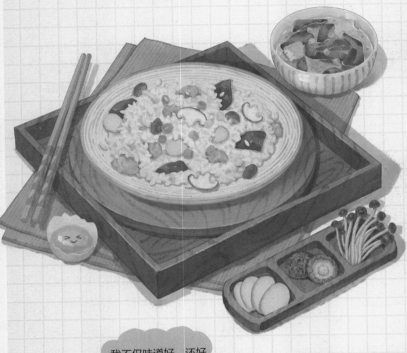

我不仅味道好，还好消化，吃了我完全不用担心肠胃不舒服。

主料

 杏鲍菇 50g　 鸡蛋 1 个　 茶树菇 50g　 香菇 1～2 朵　 大米 100g

配料

 香葱 2 根　 酱油 适量　 香油 适量　 芝麻盐 5～10g　 海带汤 1 大碗

1
香菇用盐水泡好后切片；杏鲍菇切片；茶树菇切掉底部，一根根分开；香葱切碎。

2
大米淘洗干净，与香菇、杏鲍菇、茶树菇、海带汤一起煮熟。

3
鸡蛋打散，起锅烧油，倒入鸡蛋液滑散，成型后盛出，和煮熟的米饭拌在一起。

4
将酱油、芝麻油、芝麻盐、葱末拌匀，制成拌饭用的酱料即可。

芝麻盐做起来超简单！

芝麻盐是安徽北部、河南南部特别流行的一种调料。把它撒在馒头上就可以吃了。

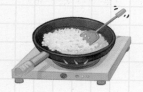 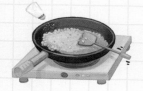 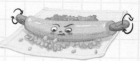

1. 用小火把芝麻炒熟。

2. 芝麻晾凉后，加适量盐拌匀。

3. 用擀面杖擀碎即可。

茶树菇和茶树有什么关系？

你别说，我们还真有关系。我就是因为生长在茶树的枯干上，才被大家叫作茶树菇的。

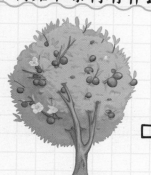  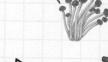

汤煮饭和汤泡饭可不一样！

汤煮饭

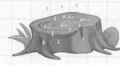

汤代替了煮饭的水，让米饭吸满汤汁的味道和营养，但米饭还是颗颗分明的，吃起来就是有"料"的米饭。

汤泡饭

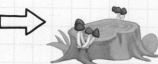

煮好米饭以后，把米饭泡在汤里。这样虽然好吃，米饭却容易被泡得软烂，不用怎么嚼就可以吞下去。不仅加重了肠胃的负担，食物里面的营养也不容易被吸收。

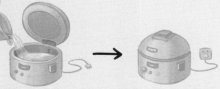

215

每日健康打卡

控糖		蛋白质摄入	
控油		维生素摄入	
控盐		微量元素摄入	

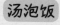

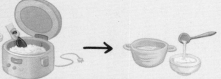

吃

饼干棒

猪肚汤

难易程度：★★★☆☆
营养价值：★★★★☆

胡萝卜素 维生素 A 维生素 E 钾

开始做饭啦！

山药 半根

甜玉米 1 根

胡萝卜 1 根

猪肚 1 个

其实我和鸡搭配，煲成汤或做成火锅都很好吃。

配料

盐 少许

花椒 1 大把

姜 1 大块

我可是猪肚的好搭档，有了我，猪肚的腥味就减少了。

香葱 2 根

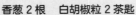
白胡椒粒 2 茶匙

1
猪肚洗净，剪掉油脂和白膜；加花椒，水开后焯 2～3 分钟；焯好后切成条。

2
姜拍碎；香葱留葱绿切碎；胡萝卜和山药去皮、切块；甜玉米切段。

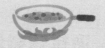

3
锅里下猪肚、胡萝卜、山药、甜玉米、姜块和白胡椒粒。

4
加入清水，大火煮开后转小火慢炖 2～3 个小时。

5
最后放盐调味，撒上香葱碎即可。

花椒大比拼

又香又麻
卤肉、炒菜
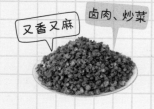

水煮鱼、火锅
麻到嘴跳
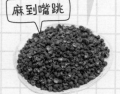

藤椒油、凉菜
麻味犀利
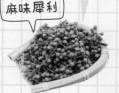

红花椒　青花椒　藤椒
2　1　3
麻味刺激度大比拼

藤椒　红花椒　青花椒
2　1　3
香味大比拼

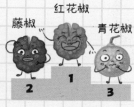

我在古代很受欢迎。古人认为我的香味可以驱邪。我的种子代表着多子多福，所以有些朝代的宫廷，比如汉朝宫廷，会用花椒子和泥涂壁。这种宫殿被叫作椒房殿。

这样洗，猪肚清爽干净！

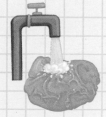
1. 用流动的水仔细冲洗猪肚。

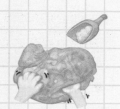
2. 用面粉把猪肚的里面和外面仔细搓揉一遍。

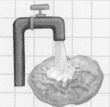
3. 用清水冲洗干净。

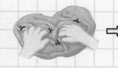
4. 用盐再揉搓冲洗 2~3 遍。

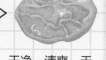
干净、清爽、无异味的猪肚就洗好啦！

每日健康打卡

控糖	□	蛋白质摄入	□
控油	□	维生素摄入	□
控盐	□	微量元素摄入	□

吃
玉米鸡丝粥
P164

状元汤

难易程度：★☆☆☆☆　营养价值：★★★★☆

蛋白质　维生素 B_3　氨基酸

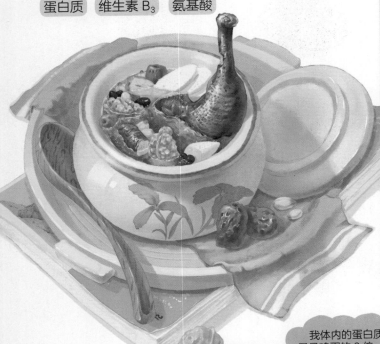

开始做饭啦！

1
黑豆、莲子提前 2 小时浸泡；山药去皮、切块。

2
乌鸡切成大块，放入沸水中焯出血水，捞出沥干。

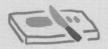

我体内的蛋白质含量是鸡蛋的 3 倍、普通黄豆的 4 倍，大家都叫我"万豆之王"！

主料

乌鸡 200g　山药 200g　莲子 25g　黑豆 25g

3
锅中放入所有食材，加适量清水，炖煮 2 小时。

五谷加红枣，
胜似灵芝草！

红枣 2 颗　核桃 2 个

配料

盐 少许

4
起锅前加盐调味即可。

学生大脑喜欢和不喜欢的食物

✓			
优质蛋白	牛奶	豆制品	鸡蛋
DHA	海带、紫菜	鱼类	蛋黄
锌	贝类	核桃	菌类
卵磷脂	肝脏	坚果	麦胚
血液中矿物质	黑木耳	红肉	动物血
抗贫血因子	肝脏	菠菜	红苋菜

✗			
高盐	咸鱼	咸鸭蛋	腌菜
高糖	蛋糕	巧克力	糖果
反式脂肪酸	烧烤	油炸物	夹心饼干
人工添加剂	果干	彩色糖果	饮料
含铅铝	松花蛋	油条	爆米花
含味精	泡面	炸鸡	香肠

不同的豆该如何选择？

黑豆
有"豆中之王"之称，可制成豆浆、豆腐、豆豉等。

绿豆
推荐夏季食用，可熬成汤，或用来发绿豆芽。

红豆
可做红豆沙、红豆饼、红豆汤等。

黄豆
有"植物肉"之称，可制成豆腐、腐竹、豆泡等。

芸豆
推荐吃法：白芸豆炖猪蹄；白芸豆红烧肉。

蚕豆
鲜嫩时可炒食、煮汤，老了之后可油炸成零食。

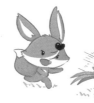

每日健康打卡

控糖 ☐	蛋白质摄入 ☐
控油 ☐	维生素摄入 ☐
控盐 ☐	微量元素摄入 ☐

219

吃
清蒸
银鳕鱼

P060

牛肉鲜虾蛋卷

难易程度：★★☆☆☆　　营养价值：★★★★☆

蛋白质　胡萝卜素　维生素 A　钾

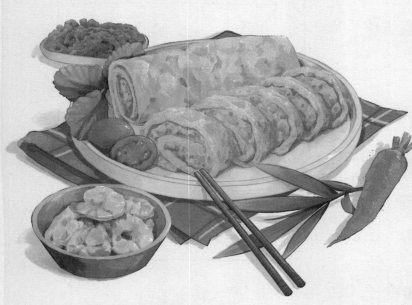

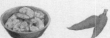 主料

吃饱了，写字更有劲儿！

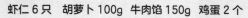

虾仁 6 只　　胡萝卜 100g　　牛肉馅 150g　　鸡蛋 2 个

配料

盐 2g　　五香粉 1 茶匙

开始做饭啦！

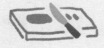

1

虾仁剁成虾泥；牛肉馅和虾泥混合；胡萝卜去皮，切成碎末。

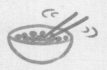

2

馅料中加胡萝卜碎末，用盐和五香粉调味，继续搅拌均匀。

3

鸡蛋打散成蛋液，用平底锅摊成蛋皮；将蛋皮切成正方形。

4

将适量馅料放在蛋皮上，从蛋皮的底部开始卷起，卷成圆柱状。

5

卷好的蛋卷放入蒸锅，上汽后蒸8 分钟即可。

冬瓜排骨汤

难易程度：★★☆☆☆　　营养价值：★★★★☆

蛋白质　维生素 C　钾

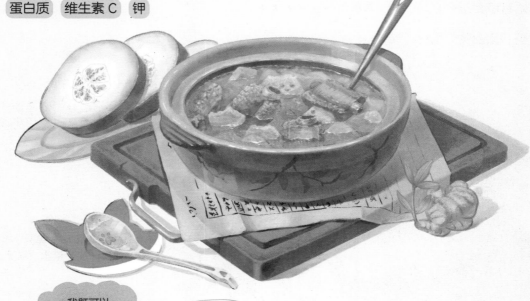

我既可以给你提供能量又不会油腻哟！

别看我胖胖的，其实我没有脂肪，吃起来超清爽！

主料

肋排 100g　冬瓜 200g

配料

盐 少许　姜片 4～5 片　大葱 10g　香葱末 适量

开始做饭啦！

1
冬瓜去皮，切成小块；大葱切段。

2
沸水中放入肋排，焯3～5分钟捞出，冲净表面的浮沫。

3
起锅烧水，放入肋排、姜片、葱段，烧开后转小火煲 1 小时。

4
放入冬瓜，15 分钟后加盐调味，关火后撒上香葱末即可。

221

吃
红薯蛋挞

P018

考试期间不生病，来一碗热腾腾的汤

香菇枸杞猪骨汤

难易程度：★★☆☆☆　营养价值：★★★★☆

钙　蛋白质　膳食纤维

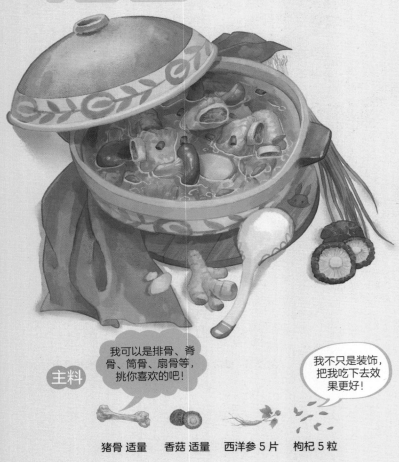

开始做饭啦！

1

香菇用盐水泡好，洗净沥干；枸杞用温水泡软；葱切小段；姜切薄片。

2

砂锅中放入猪骨块、姜片、葱段和西洋参片，加适量水、料酒。

3

盖好盖子，煮沸后改小火煲30分钟左右。

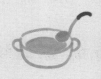

4

枸杞捞出放进汤里；放入香菇；继续煲30分钟。

5

加少许盐和白胡椒粉调味即可。

主料

我可以是排骨、脊骨、筒骨、扇骨等，挑你喜欢的吧！

我不只是装饰，把我吃下去效果更好！

猪骨 适量　　香菇 适量　　西洋参 5 片　　枸杞 5 粒

配料

葱 2 根　　姜 1 个　　料酒 适量　　盐 少许　　白胡椒粉 少许

枸杞虽好，但不是人人都适合！

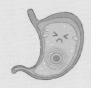

1. 消化不良的人吃枸杞，可能会加重肠胃问题。

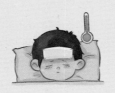

2. 正在生病的人吃枸杞，可能会上火，不利于身体恢复。

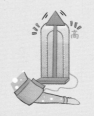

3. 身体有隐性疾病的人吃枸杞，可能导致血压上升、血糖升高等问题。

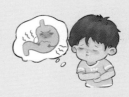

4. 拉肚子的人吃枸杞，可能导致症状加重，脾胃虚弱。

枸杞的双胞胎兄弟

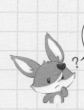

你们猜猜看，哪一个才是新鲜的枸杞呢？

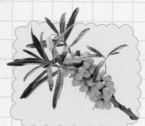

其实右边红彤彤的那个才是新鲜的枸杞；左边那个黄色的、圆滚滚的果子，其实是沙棘。沙棘可是传说中的"维生素 C 之王"，它的根、茎、叶、花、果、籽都可以入药。感兴趣的话，可以试一试哟！

小孩子可以吃人参吗？

人参虽然很滋补，但也不是所有人都可以吃。长得高高壮壮、特别结实，而且平时不容易生病的小孩子，应该营养很充足了，还是不吃人参为好。不过在考试前，为了保持好的状态，可以稍微吃一点人参。

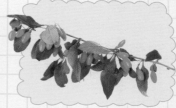

每日健康打卡

控糖		蛋白质摄入	
控油		维生素摄入	
控盐		微量元素摄入	

223

吃 川贝炖梨 P146

核桃莲子燕麦豆浆

难易程度：★☆☆☆☆　　营养价值：★★★☆☆

钙　氨基酸　B 族维生素　膳食纤维

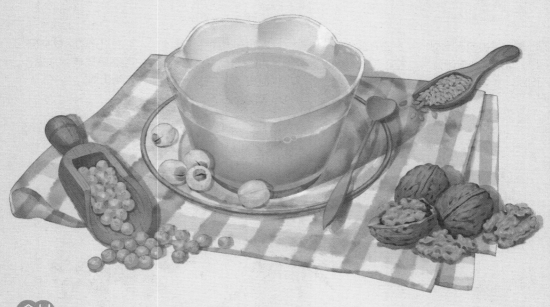

食材

黄豆 30g　　核桃 2 个　　莲子 10g　　燕麦米 20g

开始做饭啦！

1

将黄豆、莲子、燕麦米提前一晚用清水浸泡好，冷藏。

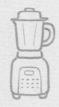

2

核桃取核桃仁，与浸泡好的食材一起放入豆浆机。

3

加入适量的水，选择"湿豆"程序打成豆浆。

4

豆浆滤出豆渣，放温即可。

莲子到底吃有芯的还是去芯的？

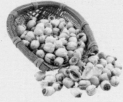

其实莲子芯很苦的，如果不去掉莲芯，我的味道就会偏苦涩，但对身体健康有好处。

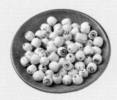

把莲子芯去掉以后，我会有一股淡淡的清甜味，用来熬粥或汤相对会更好喝。

你真的了解燕麦吗？

燕麦米

香气浓郁，口感Q弹。适合做炒饭、奶茶料、沙拉、杂粮饭、豆浆，做之前要提前浸泡至少1个小时。

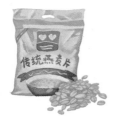

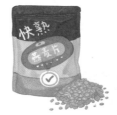

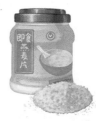

传统燕麦片

保留了一定的嚼劲和燕麦香。适合煮粥、做燕麦奶、做烘焙，煮10分钟左右就可以吃。

快熟燕麦片

变得更薄，营养较少，但熟得很快。适合做燕麦奶、燕麦粥，煮5分钟左右就可以吃。

即食燕麦片

营养最少，但口感超绵软。适合做燕麦奶、燕麦粥，用牛奶或热水冲泡后就可以吃。

这些"泡沫"能吃吗？

煮燕麦时水上会浮起泡沫，这并不是因为燕麦变质了哟！这些泡沫是燕麦中的优质蛋白！

其实，食物中出现泡沫是一种正常的现象，比如：

骨头汤中的泡沫是骨头中的可溶蛋白；

啤酒中的泡沫是蛋白质、碳水化合物等的复合体；

打豆浆时产生泡沫，是因为黄豆里有皂苷。

每日健康打卡

控糖 ☐　蛋白质摄入 ☐

控油 ☐　维生素摄入 ☐

控盐 ☐　微量元素摄入 ☐

225

吃

香煎三文鱼糙米饭

P066

蚝油核桃炒虾仁

难易程度：★★☆☆☆　　营养价值：★★★★☆

蛋白质　不饱和脂肪酸　锰　镁　锌

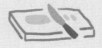

开始做饭啦！

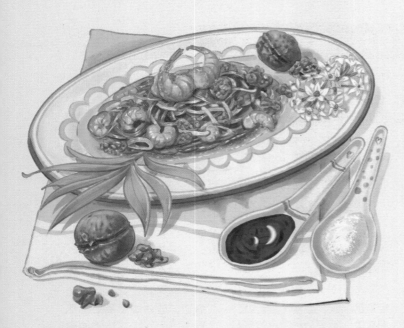

1

虾仁解冻去虾线；姜切丝；韭菜切段。

主料

虾仁 150g　　核桃仁 50g　　韭菜 50g　　姜 5g

2

虾仁中放入切好的姜丝、料酒腌制 5 分钟。

3

锅中放入核桃仁，干炒至表皮焦脆后盛出（也可放少许油）。

配料

料酒 少许　　盐 少许　　蚝油 少许　　色拉油 少许

4

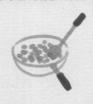

重新起锅烧油，放虾仁爆炒至变红，加蚝油、盐炒匀后，放韭菜炒熟。

5

盛出后撒上核桃仁即可。

植物油挑花了眼？ 按功能选择

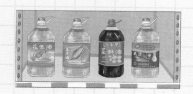

名称	来源	特点
花生油	花生	容易消化
玉米油	玉米胚芽	清香扑鼻，适合烹炒、煎炸
菜籽油	油菜籽	不适合凉拌菜
大豆油	大豆	颜色越浅、越透明且无沉淀的，质量越好

健康用油指南

1. 炸过东西的油别用来炒菜，可用来凉拌。

2. 每人每天食用油的摄入量不超过 30g。

3. 开封后 3 个月内吃完。

4. 避光保存、远离灶台。

什么是色拉油?

在西方国家，色拉油常指用来拌沙拉的油。色拉油呈黄色透明状，没有味道，可以是用大豆、花生等压榨出来的，也可以是调和油。

如何轻松去虾线？

1. 如果不想留虾头，轻轻扭掉虾头就能轻松地带出整条虾线，但是要注意不要太用力，不然虾线容易断。

2. 如果想要留着虾头的话，可以用一根竹签找到虾头部下面的第三个结节处，刺破表皮后就能把虾线轻轻带出来，也要小心，不要太用力哟！

竹签

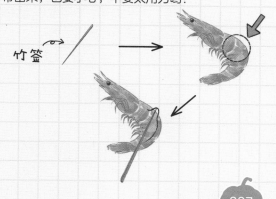

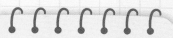

每日健康打卡

控糖 ☐	蛋白质摄入 ☐
控油 ☐	维生素摄入 ☐
控盐 ☐	微量元素摄入 ☐

227

吃
蔓越莓
司康

P192

坚果藜麦沙拉

难易程度：★★☆☆☆　营养价值：★★★★☆

氨基酸　维生素 C　优质蛋白

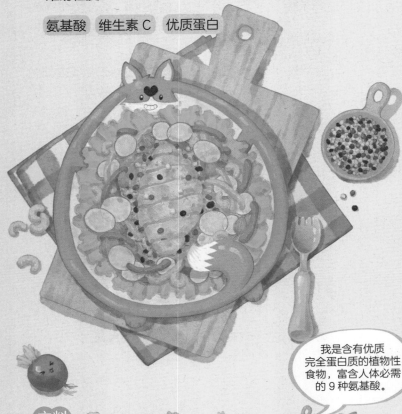

我是含有优质完全蛋白质的植物性食物，富含人体必需的 9 种氨基酸。

主料

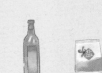

鸡胸肉 30g　生菜 2 片　樱桃萝卜 2 个　藜麦 50g　坚果 1 把

红彩椒 10g　黄彩椒 10g

配料

果醋 2 汤匙　黑胡椒粒 1 茶匙　橄榄油 1 汤匙　盐 2g

1

起锅烧水，沸腾后放入藜麦，煮 15 分钟后捞出，沥干水备用。

2

鸡胸肉焯熟切小块；樱桃萝卜切片；生菜洗净，切段。

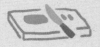

3

红彩椒、黄彩椒洗净，去籽，切粗丝。

4

将果醋、黑胡椒粒、橄榄油和盐混合，搅拌均匀。

5

将处理好的所有食材、坚果和酱汁混合拌匀即可。

关于藜麦你不得不知道的事

1. 三色藜麦比白色藜麦更有营养?

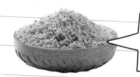

我口感更好，易于消化。富含优质完全蛋白质、氨基酸、多种维生素和矿物质。

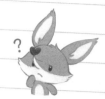

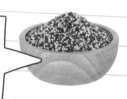

我们因为品种不同，所以种皮会出现红色、黑色、黄色等不同的颜色。如果去掉种皮，我们就都是白色或淡黄色的啦！其实，我们和白色藜麦的营养相差不大，但我们纤维含量更高，更耐嚼！

2. 藜麦是苦的，不好吃?

苦味的来源是藜麦表皮上的皂苷成分，这是为了防止成熟后被鸟、虫吃掉。但去掉皂苷后的优质藜麦闻起来有清香味，口感软糯，一点也不苦。购买时，要注意看是否去除了皂苷！

3. 藜麦容易长虫子，泡水就能泡出来?

用水泡出来的像虫子一样的东西是藜麦的胚芽，胚芽中含有非常丰富的营养，千万不要把它当虫子看待哟！煮藜麦之前，最好不要泡水，清洗过后直接下锅，营养更全面！

坚果也需要好好搭配

坚果中含有丰富的不饱和脂肪酸和维生素E，同时，也是B族维生素、硒、镁、钾等的良好来源，吃混合坚果可以让营养更全面！

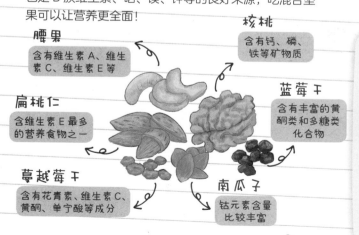

腰果
含有维生素A、维生素C、维生素E等

核桃
含有钙、磷、铁等矿物质

扁桃仁
含维生素E最多的营养食物之一

蓝莓干
含有丰富的黄酮类和多糖类化合物

蔓越莓干
含有花青素、维生素C、黄酮、单宁酸等成分

南瓜子
钴元素含量比较丰富

每日健康打卡

控糖 ▢　　蛋白质摄入 ▢

控油 ▢　　维生素摄入 ▢

控盐 ▢　　微量元素摄入 ▢

229

吃

番茄鱼面

南瓜土豆浓汤

难易程度：★☆☆☆☆　　营养价值：★★★★☆

胡萝卜素　维生素C　膳食纤维　钾

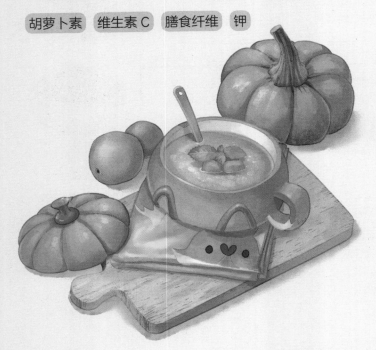

开始做饭啦！

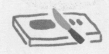

1
南瓜、土豆、胡萝卜去皮，切成小块；玉米剥成粒。

2
起锅烧油，放入南瓜、玉米、土豆、胡萝卜煸炒2分钟。

3
加入高出食材约2cm的开水，大火煮沸后转小火煮10分钟至食材软烂。

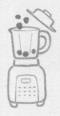

4
将整锅食物倒入料理机，加盐，搅打成浆即可。

主料

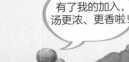

有了我的加入，汤更浓、更香啦！

南瓜 200g　　土豆 50g　　胡萝卜 50g　　鲜玉米 20g

配料

食用油 适量　　盐 2g

味噌豆腐海带鲑鱼汤

难易程度：★★☆☆☆　　营养价值：★★★★☆

蛋白质　DHA　膳食纤维　叶酸

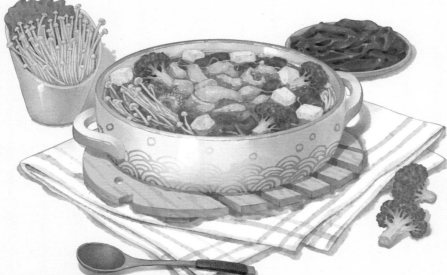

考试期间用脑多，别让营养拖后腿，DHA 补起来！

主料

鲑鱼 100g

鸡蛋豆腐 1 盒

西蓝花 20g

海带 150g

金针菇 50g

配料

味噌 适量

米酒 适量

开始做饭啦！

1
鲑鱼切小块，加米酒腌 2~3 分钟去腥。

2
鸡蛋豆腐切小块；西蓝花掰开，焯熟；金针菇切成小段。

3
起锅加水，水沸后，加入味噌搅拌溶解。

4
味噌汤煮开后，依次加入豆腐、金针菇、鲑鱼、海带，煮熟后关火。

5
起锅前放入西蓝花拌匀即可。

231

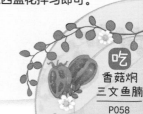

吃
香菇焖
三文鱼腩

P058

属于我的健康
"快乐水"

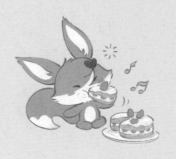

酸涩与清甜交织，不可多得的清凉组合

百香青柠蜜饮

难易程度：★☆☆☆☆　营养价值：★★☆☆☆

蛋白质　维生素 A　铁　磷　钾

我体内的维生素 C 可以帮助你缓解皮肤暗沉问题。

百香果 2 个

梨 1 个

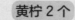
青柠 2 个

蜂蜜 80g

黄柠 2 个

开始做饭啦！

1

百香果切开，将果肉、果汁挖出，与蜂蜜拌匀。

2

放入密封罐中，放进冰箱存放 1 周，制成百香果原浆。

3

梨去皮、去核，切块；青柠、黄柠分别洗净，切片。

4

加适量水、梨块和两种柠檬片，煮沸后放凉，再加百香果原浆拌匀即可。

234

越丑越好吃的水果——百香果

维生素 C

多种微量元素

165 种有益物质

此时的我酸中带甜，富含维生素 C 以及多种微量元素等 165 种对人体有益的物质！

别看我皱皱巴巴的，我们百香果就是这样的，越放越甜，千万别把我扔掉哟！

我的香味浓郁，仔细闻起来，有多种水果的香味，所以我"果"如其名，叫作百香果！

吃百香果不吐籽，会发生什么？

我出生在广西，现在我成熟啦，要去寻找自己的家啦！

真好喝，明天就放假，可以出去玩咯！

我坚硬的外壳会保护我不被胃液腐蚀、消化。

哎哟！没有厕所，在草丛里解决一下吧！

咕噜~

嗡~

嗡~

一年后

啊！阳光、空气、自由，我终于又可以生根发芽啦！

那些冷门又好吃的小众水果

释迦果：我的糖分含量很高，个头又大，一天最好不要吃超过一个。

火参果：在我头上开个口，插根粗吸管，你就能拥有一杯果汁！

每日健康打卡

控糖		蛋白质摄入	
控油		维生素摄入	
控盐		微量元素摄入	

235

吃
香煎菠菜春卷
P132

讨厌喝中药，却超级爱喝这碗汤

麦冬百合梨水

难易程度：★☆☆☆☆　　营养价值：★★☆☆☆

蛋白质　膳食纤维

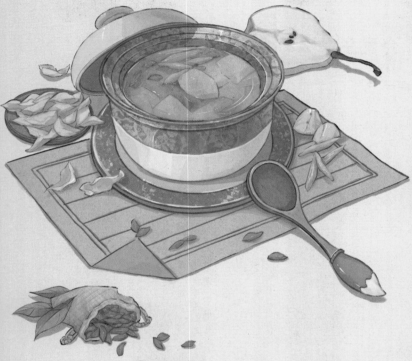

开始做饭啦！

1

干百合洗净浸泡，提前一晚放入冰箱冷藏。

2

第二天，枸杞洗净；雪花梨去皮、去核，切小块。

3

将所有食材放入电炖锅，加入1200mL 清水炖煮半小时。

4

加入适量麦芽糖调味即可。

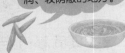
食材

我又叫作沿阶草、不死草，生命力格外旺盛，我很喜欢温暖、湿润、较荫蔽的地方。

我已经有上千年的历史了。

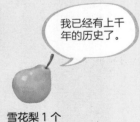

麦冬 10g　　麦芽糖 适量　　雪花梨 1 个

干百合 10g　　枸杞 适量

236

小心！百合也是有(毒)的

百合花有一百多个品种，大多数观赏类、花色艳丽的百合花都含有毒素，不能食用。所以要在正规渠道购买可食用百合！

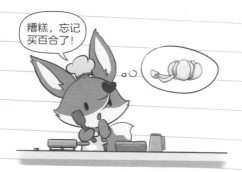

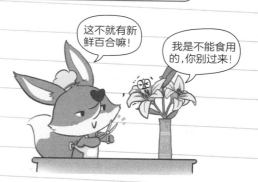

先别丢，这些皮还有用！

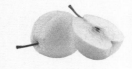

梨

梨是凉性的水果，但是带皮吃就不会很凉，下次吃梨不要削皮啦！

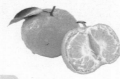

橘子

橘子吃多了容易上火，但是橘肉上白色的筋是有营养价值的，下次吃橘子时别把筋剥掉啦！

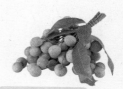

龙眼 or 桂圆

龙眼的果肉吃多了容易上火，但是果皮晒干后可以用来煲汤！

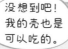

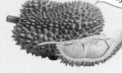

榴莲

榴莲果肉的糖分含量很高，吃多了容易上火，但用榴莲果皮煲的汤，味道鲜甜，而且很清热。

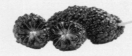

桑葚

当你吃桑葚的时候，手上和嘴巴都会被染上颜色，但你用桑葚叶揉搓一下，就能去色啦！

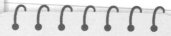

每日健康打卡

控糖 ▢	蛋白质摄入 ▢
控油 ▢	维生素摄入 ▢
控盐 ▢	微量元素摄入 ▢

吃
金沙
山药条

P204

苹果和胡萝卜放在一起，没想到风味真独特

苹果胡萝卜汁

难易程度： ★☆☆☆☆　　**营养价值：** ★★★☆☆

维生素 A　胡萝卜素　维生素 C

开始做饭啦！

鲜榨果汁半个小时内喝完最佳哟！

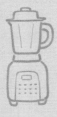

1

胡萝卜洗净，去皮切丁；苹果洗净，去皮、去核，切丁。

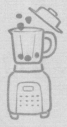

2

将胡萝卜放入榨汁机，加适量温水榨汁。

3

榨汁机里加入苹果丁，榨汁。

4

榨好后，倒入杯子即可。

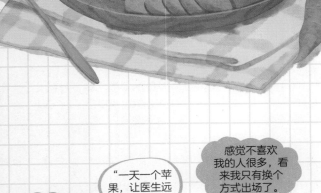

感觉不喜欢我的人很多，看来我只有换个方式出场了。

"一天一个苹果，让医生远离你。"

食材

苹果 1 个　　胡萝卜 1 根

238

苹果皮的营养比苹果高：

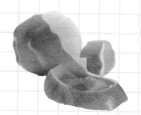

没想到吧！苹果有一半的膳食纤维都在那层薄薄的苹果皮里，还有接近一半的维生素 C 也在紧贴果皮的地方。而且苹果皮上面的那一层蜡其实是安全的、可以吃的。不过我们不吃苹果皮，主要是因为苹果皮上面可能残留了农药。

蛇果和蛇有什么关系？

其实我是苹果的一种，不过我的口感更加绵软。而且我和蛇可没有一点关系，以前大家都叫我"Red delicious apple"，传到中国以后，大家根据读音喊我**"红地厘蛇果"**，念着念着，我的名字就被简化成**"蛇果"**了。

苹果树

你看，长满了苹果的苹果树是不是还挺好看的？

假如苹果有朋友圈

苹果

科普时间到！我的名字有很多，现代汉语里说的"苹果"这个词其实源于梵语，是古印度佛经中所说的一种水果，最早被称为"频婆"，后来被汉语借用，并有"平波""苹婆"等写法。其实，我国土生土长的苹果属植物在古代被称作"柰"或"林檎"。

3 分钟前

♡ 苹果、香蕉、草莓、西瓜

米狐：哇！原来是这样！
香蕉：那你知道我的其他名字吗？
草莓：长知识了！👍

每日健康打卡

控糖		蛋白质摄入
控油		维生素摄入
控盐		微量元素摄入

吃
虾滑紫菜饼
P062

山楂麦芽糖水

难易程度：★☆☆☆☆   营养价值：★★☆☆☆

维生素 C　氨基酸　铁

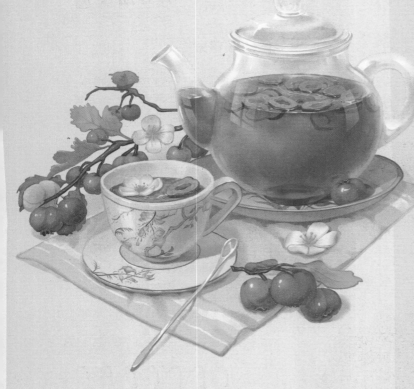

食材

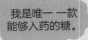

我是唯一一款能够入药的糖。

我体内的维生素 C 含量是柠檬的 2 倍，是苹果的 13 倍，常喝有益健康哟！

麦芽糖 适量

干山楂片 15g

开始做饭啦!

1
干山楂片洗净，放入炖锅中，加 1200mL 清水。

2
大火煮开，转小火继续熬煮 15 分钟即可。

3
捞出大部分山楂片。

4
放温至 40℃ 左右，加入麦芽糖调味即可。

青柠檬薄荷茶

难易程度：★☆☆☆☆
营养价值：★★☆☆☆

维生素 C　膳食纤维

青柠檬 2 片

薄荷 适量

我这清凉迷人的香味，可以让你的每个毛孔都"苏醒"。

蜂蜜 适量

开始做饭啦！

1 提前准备 1000mL 凉开水。

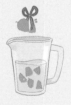

2 薄荷叶子用清水冲洗干净，剪成小片，放入凉开水中浸泡 1 小时。

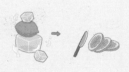

3 青柠檬冷冻 1 小时左右后取出，然后切 2 片备用。

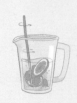

4 将柠檬放入薄荷水中浸泡 30 分钟，根据口味加入蜂蜜搅匀即可。

吃
鸡肝
蔬菜面
P090

一到夏天我就食欲不振、提不起精神,怎么办?

酸梅汤

难易程度: ★☆☆☆☆
营养价值: ★★☆☆☆

维生素 C   有机酸   微量元素

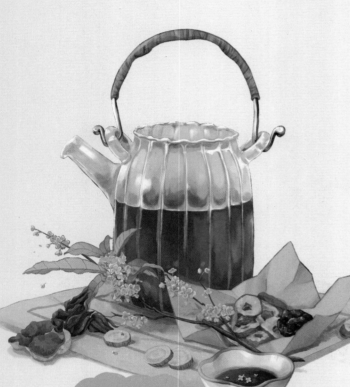

没错,你们吃的甘草片就是由我制成的。酸梅汤中加点我,味道更清甜。

其实我是用青梅做成的,既不是杨梅,也不是话梅,不要搞错啦!

食材

甘草 5g   干山楂片 10g   乌梅 1 颗

洛神花 3 朵   陈皮 10g   麦芽糖 适量

开始做饭啦!

1
乌梅、干山楂片、洛神花、陈皮、甘草用清水洗去浮尘。

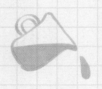

2
所有材料一起倒进炖锅,加入 1500mL 清水。

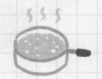

3
大火煮开后,转小火慢熬半小时即可。

4
起锅后过滤掉原料,取汁放温,加入麦芽糖调味后即可饮用。

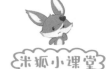

米狐小课堂

"无草不成方"中的"草"是指？　　A、甘草　B、冬虫夏草

答案：A、甘草

千万不要好奇中药的成分

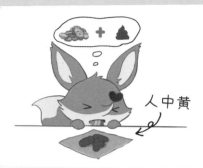

人中黄

能做成中药的便便

<u>人中白</u>—— 健康人类的尿液经过长时间沉淀后形成的白色固体。

<u>夜明砂</u>—— 蝙蝠的干燥便便。

<u>望月砂</u>—— 东北兔和华南兔的干燥便便。

<u>五灵脂</u>—— 腹齿鼯鼠的干燥便便。

什么？ 3千年 前就有乌梅子酱了

是的。 梅子在古代烹饪中的地位相当于我们今天的醋。

古代的调味品非常匮乏，而梅子的味道较酸，还可以去除肉的腥味，因此就成了重要的调味品。"八珍"之一的"渍珍"，就是用酒腌制生牛肉等肉类，然后配上梅子酱调味的。

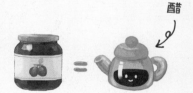

醋

中国人能有多浪漫？

Roselle 直译为**玫瑰茄**，但是咱中国人觉得它不够好听，于是给它重新取了一个名字，叫作**"洛神花"**，它也是我们今天所用到的一味食材。

传说洛神是伏羲的女儿，她因与黄河水神洛伯相恋而被贬到洛水，后来她化作一种花卉，名为"洛神花"，寓意着等待爱情的到来。

洛神花名字的由来是不是充满了诗意和浪漫呢？它的花形美丽，颜色鲜艳，常常被用来制作花茶、花蜜和花酱等食品，也被广泛用于插花、装饰等领域。

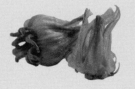

每日健康打卡

控糖　　蛋白质摄入

控油　　维生素摄入

控盐　　微量元素摄入

吃
冬瓜排骨汤
P221

西瓜桃子汁

难易程度：★☆☆☆☆　　营养价值：★★☆☆☆

胡萝卜素　维生素 C　钾

开始做饭啦！

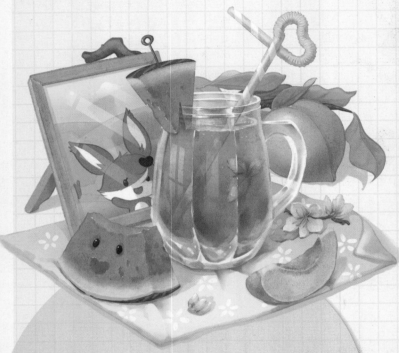

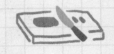

1

桃子洗净，去皮、去核，切块。

2

西瓜瓤切块，去籽。

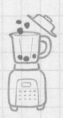

3

桃子块和西瓜块放入榨汁机，加适量温开水打匀。

4

倒出，过滤出汁液即可。

食材

夏天吃西瓜，清爽又解渴。

平时多吃一点水果，和健康说"Hi"！

西瓜瓤 100g

桃子 1 个

据说西瓜的热量很高？

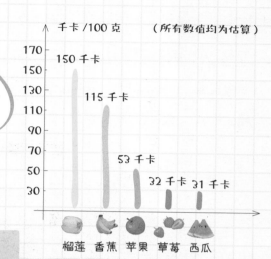

我的热量比起其他水果，可不算高，不信你看旁边那个表！不过你要是一不小心吃了很多，那当我没说。

千卡/100克　　（所有数值均为估算）

- 150 千卡（榴莲）
- 115 千卡（香蕉）
- 53 千卡（苹果）
- 32 千卡（草莓）
- 31 千卡（西瓜）

榴莲　香蕉　苹果　草莓　西瓜

古人藏在水果里的美好祝福

古人很含蓄，他们会把自己对别人的美好祝福藏在水果里。你知道这些水果都有哪些祝福的寓意吗？（连线题）

| 多子多福 | 富贵吉祥 | 财源滚滚 | 事事如意 | 吉祥长寿 | 吉祥幸福 |

 金桔　 桃子　 柿子　 石榴　 樱桃　 柚子

答案：桃子－吉祥长寿；石榴－多子多福；樱桃－吉祥幸福；柿子－事事如意；柚子－富贵吉祥；金桔－财源滚滚。

《诗经》中的桃

园有桃，其实之肴。——《诗经·魏风》

译文：园中有桃树，结下的果子可以吃。

桃之夭夭，有蕡其实。——《诗经·周南》

译文：桃花怒放千万朵，果实累累，果实大又甜。

投我以桃，报之以李。——《诗经·大雅》

译文：别人把桃子送给我，我以李子回赠他。

每日健康打卡

控糖 ▉　蛋白质摄入 ▉

控油 ▉　维生素摄入 ▉

控盐 ▉　微量元素摄入 ▉

245

吃
儿童版
小火锅

P184

西米露西瓜球

难易程度：★★☆☆☆　　营养价值：★★★☆☆

维生素 A　　蛋白质　　维生素 C

一只下去冰冰凉，整个夏天都变凉爽啦！

西瓜 适量

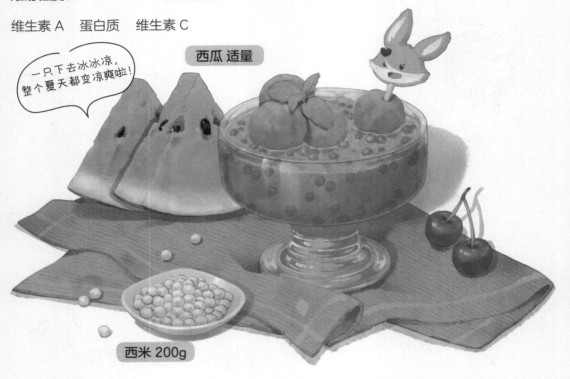

西米 200g

开始做饭啦！

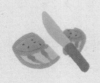
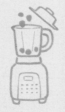

1
将西瓜切开，用挖球器挖出若干个小球，装进盘子里备用。

2
剩下的西瓜瓤挑去籽后，挖出并榨成汁，过滤一遍。

3
熬煮西米，边煮边用木勺搅拌，煮至透明时冲冷水过凉，放入碗中。

4
把西瓜汁倒在西米上，接着放入西瓜球即可。

西米到底是什么米？

西米的身世说起来太复杂了，看看西米是怎么做成的，说不定你就明白了。

1

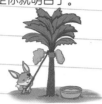

砍下西谷椰树的花穗

2

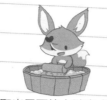

取出里面的木髓磨成粉

3

多次冲洗

4

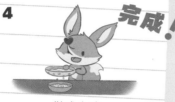

做成小球

完成！

煮西米要注意：

1. 西米一定要沸水下锅，在下的时候要一点一点慢慢下。

2. 在煮的过程中，要不停地搅拌，否则西米容易成块且容易烧焦。

3. 煮得差不多了，要再焖一会儿。

吃进肚子的西瓜籽会发芽吗？

小时候爸爸妈妈有没有对你说过："小心吃进去的西瓜籽，在你肚子里发芽长大！"哈哈！是不是被吓到了？不用担心，我要发芽长大，需要阳光和空气。在你的肚子里既没有阳光，也没有多少空气，我完全找不到机会发芽！

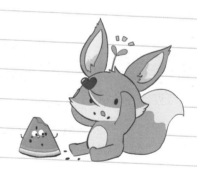

为什么大家买西瓜都喜欢拍一拍？

这是因为生瓜和熟瓜，拍出来的声音不一样。

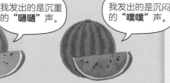

我发出的是清脆的"当当"声。

我发出的是沉重的"嗵嗵"声。

我发出的是沉闷的"噗噗"声。

生瓜　　熟瓜　　熟过头

每日健康打卡

控糖		蛋白质摄入	
控油		维生素摄入	
控盐		微量元素摄入	

247

吃
蒸白菜
肉卷

P126

虽然我不喜欢喝牛奶，
但是这个奶昔很好喝

香蕉奶昔

难易程度：★☆☆☆☆
营养价值：★★★☆☆

维生素C 胡萝卜素 钾

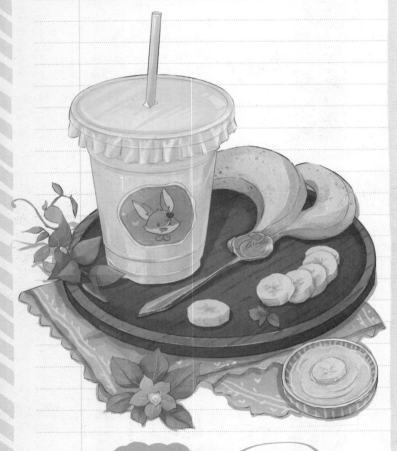

食材

闻一闻我，是不是
开心了一些？

天啊，
真不敢想象要是没
了我，你们的这道
美食得多单调！

香蕉 1 根   牛奶 200mL

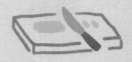

1

香蕉去皮，切段。

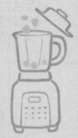

2

将香蕉放入料理机，加入牛奶。

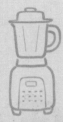

3

果蔬汁模式（或高速键）搅打
1 ~ 2 分钟。

4

打好后，倒入杯中即可。（用细
筛子过滤后口感更好）

为什么猴子喜欢吃香蕉？

 吃香蕉真的可以通便吗？

香蕉

> **米狐**
> 猴子跟我一样很有品位，都很爱吃香蕉。

 香蕉
你知道一本叫《好奇的乔治》的书吗？

 香蕉
这本书的主角是一只喜欢吃香蕉的猩猩乔治，不过大家都把它当作猴子。

 香蕉
因为乔治实在是太火了，它吃香蕉的样子让大家印象深刻，久而久之，就有越来越多的人觉得猴子喜欢吃香蕉了。

> **米狐**
> 原来是这样啊！

 香蕉
不过现在动物园里的猴子确实很喜欢吃我们。

⚠ **注意！**

香蕉不一定能润肠通便，而且要是吃到没有熟透的香蕉，还可能会加重你的便秘。所以要是便秘的话，还是吃点西梅、燕麦皮、火龙果之类的吧！

原来香蕉不长在树上！

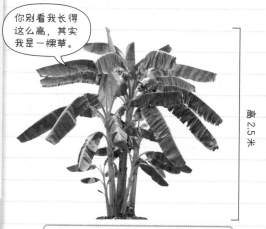

你别看我长得这么高，其实我是一棵草。

高 2.5 米

一般香蕉"树"的高度不会超过 3 米。

香蕉皮长"黑斑"了还能吃吗？

一般香蕉长黑点的原因有 2 种：

🐾 香蕉熟了。如果香蕉皮变黑长斑，里面还是白白嫩嫩的，不要犹豫，赶紧吃，这个时候的香蕉味道很好！

🐾 变质了。如果里面也变黑了，千万不要吃！

每日健康打卡

控糖 ▢	蛋白质摄入 ▢
控油 ▢	维生素摄入 ▢
控盐 ▢	微量元素摄入 ▢

 吃
新鲜维 C 沙拉
P080

喝了这碗汤，我这个冬天都很少去医院

香甜马蹄甘蔗汤

难易程度：★☆☆☆☆　　营养价值：★★★☆☆

糖分　铁　氨基酸　膳食纤维

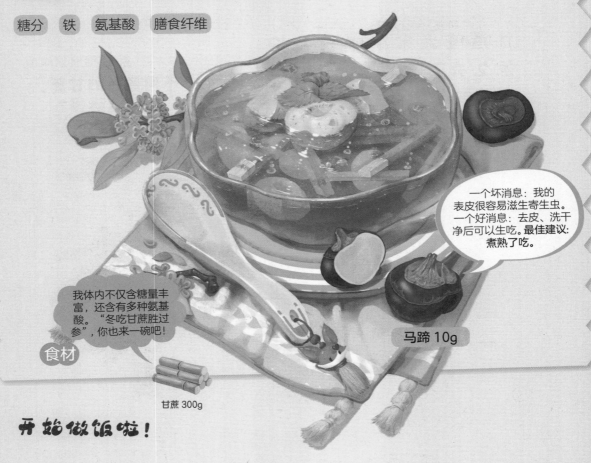

一个坏消息：我的表皮很容易滋生寄生虫。一个好消息：去皮、洗干净后可以生吃。最佳建议：煮熟了吃。

我体内不仅含糖量丰富，还含有多种氨基酸。"冬吃甘蔗胜过参"，你也来一碗吧！

食材

马蹄 10g

甘蔗 300g

开始做饭啦！

1

甘蔗去皮切块；马蹄去皮。

2

甘蔗和马蹄一起放入锅中，加适量清水，大火烧开。

3

烧开后转小火煲 1 个小时即可。

250

马蹄又叫作荸荠，这两个字你会念吗？来跟着我读三遍吧！

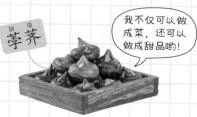

荸荠

我不仅可以做成菜，还可以做成甜品哟！

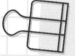

甘蔗吃太多了嘴巴长泡怎么办？

❋ 清淡饮食，多喝水，有助于身体恢复。

❋ 在长泡的地方涂抹一点西瓜霜。

❋ 情况严重的，要去看医生！

当我们长溃疡时，涂抹西瓜霜可以帮助刺激免疫系统，让它知道这里受伤了，从而加速修复。

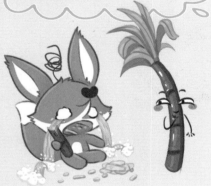

不同颜色的甘蔗，该怎么选择？

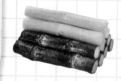

紫皮甘蔗

性温和，可以健脾、补充体力。用我熬水喝，精神十足有活力！

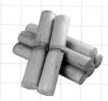

绿皮甘蔗

性偏凉，可以清热去火。上火的时候用我熬水喝很好哟！

⚠️ **小心！甘蔗 变红 了不能吃！**

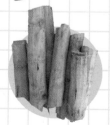

如果你买到的甘蔗是这样的，千万不要吃！甘蔗变红意味着长霉了，吃了可能会导致腹痛、腹泻哟！

每日健康打卡

控糖 ☐	蛋白质摄入 ☐
控油 ☐	维生素摄入 ☐
控盐 ☐	微量元素摄入 ☐

251

吃
蟹味菇米饭披萨
P136

开始做饭啦！

紫苏陈皮水

难易程度：★☆☆☆☆
营养价值：★★★☆☆

膳食纤维　胡萝卜素

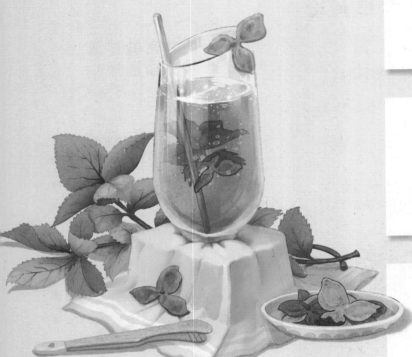

1
用清水清洗紫苏叶表面的浮尘。

2
陈皮、紫苏一起放入锅中。

3
加入清水，大火煮开转小火煮5分钟。

食材

其实我内服、外用都可以！

抛开各种花里胡哨的做法，我们可以直接拿来泡水喝。

紫苏叶 20g

陈皮 20g

4
煮好后，过滤掉残渣即可。

光阴荏苒居然和紫苏有关?

紫苏的别名有桂荏、白苏、赤苏等，而白苏在古代又叫作"荏"！紫苏在春天疯狂生长，在夏天生机勃勃，秋天满株的紫花结满籽，到了冬天就迅速老化和枯萎。大家看到紫苏在一年四季的不同变化，就会感慨一句"时间过得真快啊"。"光阴荏苒"就是指时间过得飞快。

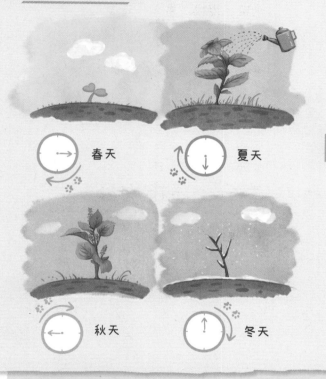

春天　夏天

秋天　冬天

你知道陈皮要用什么装吗?

A、玻璃罐

B、麻袋

C、金属罐

D、纸箱

答案：ABCD。

253

益母草

我一般长在野地、田埂、山坡、草原、河边，不要把我和其他野草弄混哟！

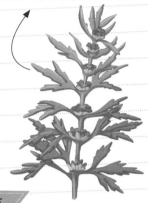

蒲公英

你一定见过我，但是也许想不到我其实是一种中草药！

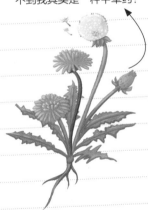

每日健康打卡

控糖	蛋白质摄入
控油	维生素摄入
控盐	微量元素摄入

吃
蒸柚子鸡
P152

适合二十四节气时令的蔬菜水果速查表 >>>>>

公历 2 月 3-5 日

立春：万物生长

水果：沃柑、橙子、甘蔗
蔬菜：芹菜、生菜、青菜

推荐：鲜虾香芹粥、小兔子可爱便当、
香甜马蹄甘蔗汤

公历 2 月 18-20 日

雨水：雨意蒙蒙

水果：樱桃、香蕉、青枣
蔬菜：菠菜、萝卜、油菜

推荐：香煎菠菜春卷、蔬菜鸡蛋饼、
香蕉奶昔

公历 3 月 5-7 日

惊蛰：春雷乍动

水果：番石榴、香梨、桑葚
蔬菜：韭菜、茼蒿、荠菜

推荐：清蒸银鳕鱼、蚝油核桃炒虾仁、
素炒合菜

公历 3 月 20-21 日

春分：昼夜均分

水果：木瓜、雪梨、苹果
蔬菜：萝卜、春笋、花菜

推荐：鱼丸粗面、鲍汁蒸双花、饼干披萨

公历 4 月 4-6 日

清明：气清景明

水果：菠萝、枇杷、山竹
蔬菜：莴笋、黄瓜、茶树菇

推荐：爽口拌杂菜、平底锅奶香小面包、
黄瓜卷

公历 4 月 19-21 日

谷雨：雨生百谷

水果：杨梅、香蕉、芒果
蔬菜：芦笋、豆芽、紫菜

推荐：虾滑紫菜饼、芦笋鸡丝汤、紫菜包饭

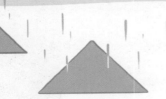
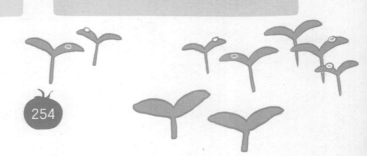

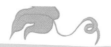

公历 5 月 5-7 日

立夏：万物繁茂

水果：莲雾、桑葚、杏子
蔬菜：土豆、油麦菜、茴香

推荐：银鱼蛋羹、鸡汁土豆泥、土豆口袋
滑蛋三明治

公历 5 月 20-22 日

小满：江河渐满

水果：枇杷、火龙果、荔枝
蔬菜：黄瓜、蟹味菇、豌豆

推荐：蟹味菇米饭披萨、蛋汁煎馄饨、
饼干棒

公历 6 月 5-7 日

芒种：农耕忙种

水果：菠萝蜜、青梅、菠萝
蔬菜：番茄、土豆、扁豆

推荐：芙蓉虾仁、黄金咖喱炒饭、三丝卷饼

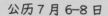

公历 6 月 21-22 日

夏至：炎夏将至

水果：李子、黄杏、油桃
蔬菜：茄子、玉米、豆芽

推荐：海带玉米排骨汤、西米露西瓜球、
蒸茄泥

公历 7 月 6-8 日

小暑：炎热潮湿

水果：甜瓜、红毛丹、哈密瓜
蔬菜：紫苏、冬瓜、黄花菜

推荐：蛤蜊冬瓜汤、黄花菜瘦肉粥、
紫苏陈皮水

公历 7 月 22-24 日

大暑：湿热交蒸

水果：西瓜、桃子、蓝莓
蔬菜：红豆、豇豆、绿豆

推荐：牛肉馅豇豆煨面、西瓜桃子汁、
糯米红豆沙千层饼

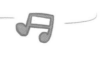
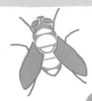
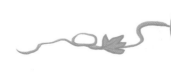

适合二十四节气时令的蔬菜水果速查表 >>>>>

公历 8 月 7–9 日
立秋：万物内敛
水果：黄桃、无花果、梅子
蔬菜：山药、白菜、红薯

推荐：蒸白菜肉卷、桂花山药、红薯蛋挞、
酸梅汤

公历 8 月 22–24 日
处暑：暑意渐消
水果：红毛丹、樱桃番茄、葡萄
蔬菜：青椒、豆类、南瓜

推荐：儿童版大煮干丝、南瓜"冰激凌"、
三豆饮

公历 9 月 7–9 日
白露：寒生露凝
水果：石榴、雪梨、蓝莓
蔬菜：秋葵、茭白、芋头

推荐：秋葵酿虾、蓝莓山药泥、川贝炖梨、
青柠薄荷茶

公历 9 月 22–24 日
秋分：秋色平分
水果：柿子、百香果、姑娘果
蔬菜：菱角、口蘑、百合

推荐：多汁肉酱蝴蝶面、状元汤、麦冬百
合梨水

公历 10 月 7–9 日
寒露：气爽风凉
水果：山楂、脐橙、橄榄
蔬菜：木耳、莲藕、芹菜

推荐：五彩藕片、猪肚汤、三文鱼饭团、
山楂麦芽糖水

公历 10 月 23–24 日
霜降：天气渐寒
水果：苹果、蔓越莓、柚子
蔬菜：胡萝卜、西红柿、油菜

推荐：西红柿鱼面、五彩猪肝炒饭、蔓越
莓司康

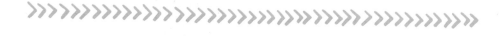

公历 11 月 7-8 日

立冬：万物休藏

水果：橘子、马蹄、橙子
蔬菜：冬笋、人参、紫薯

推荐：滑蛋牛肉饭、香菇枸杞猪骨汤、紫薯糕

公历 11 月 22-23 日

小雪：寒风瑟瑟

水果：猕猴桃、香蕉、苹果
蔬菜：芥菜、香菇、黑木耳

推荐：鳕鱼香菇菜粥、香菇南瓜炒饭盅、苹果胡萝卜汁

公历 12 月 6-8 日

大雪：冰天雪地

水果：蜜桔、红枣、山楂
蔬菜：菠菜、紫甘蓝、杏鲍菇

推荐：菠菜鸡蛋卷、时蔬蛋包饭、菌菇营养饭

公历 12 月 21-23 日

冬至：昼短夜长

水果：雪莲果、榴莲、草莓
蔬菜：西蓝花、胡萝卜、南瓜

推荐：虾仁西蓝花、鳕鱼时蔬小丸子、黄金发糕

公历 1 月 5-7 日

小寒：天寒地冻

水果：橘子、香蕉、冬枣
蔬菜：核桃、枸杞、冬笋

推荐：奶酪鸡翅、核桃燕麦粥、核桃莲子燕麦豆浆

公历 1 月 20-21 日

大寒：严冬岁末

水果：柚子、草莓、苹果
蔬菜：小白菜、菌菇类、韭黄

推荐：儿童版小火锅、樱桃奶香蛋糕、菌菇腐皮卷

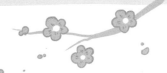

图书在版编目（CIP）数据

小学生吃饭救星：食上无难事 / 狐说新语编著 . --
北京：中国农业出版社，2024.6（2024.7 重印）
ISBN 978-7-109-32006-2

Ⅰ . ①小… Ⅱ . ①狐… Ⅲ . ①小学生 - 饮食卫生
Ⅳ . ① R155 ② G627.8

中国国家版本馆 CIP 数据核字 (2024) 第 103861 号

小学生吃饭救星：食上无难事
XIAOXUESHENG CHIFAN JIUXING: SHISHANG WU NANSHI

中国农业出版社
地　　址：北京市朝阳区麦子店街 18 号楼
邮　　编：100125
责任编辑：张莹　高原　高宝祯
版式设计：孙文渊　　　责任校对：吴丽婷　　　责任印制：王宏
印　　刷：湖北嘉仑文化发展有限公司
版　　次：2024 年 6 月第 1 版
印　　次：2024 年 7 月第 2 次印刷
发　　行：新华书店北京发行所
开　　本：787mm×1092mm　1/16
印　　张：16.5
字　　数：210 千字
定价：99.00 元